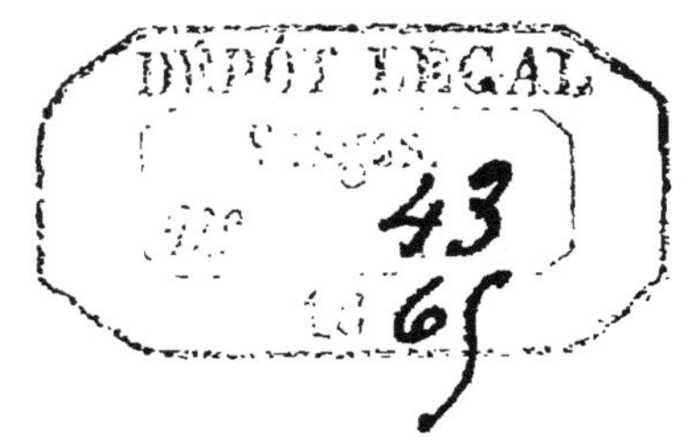

LE

LIVRE D'OR

DES ENFANTS

Mirecourt, imprimerie Humbert.

LE LIVRE D'OR DES ENFANTS

OU

CAUSERIES MATERNELLES

ET

SCOLAIRES SUR L'HYGIÈNE

PAR

LE DOCTEUR DEBOURGE

Membre correspondant de vingt-sept Sociétés savantes,
Lauréat de plusieurs Académies.

> Enseignez de bonne heure à l'homme ce que vous voulez qu'il n'oublie de sa vie...

MIRECOURT

HUMBERT, IMPRIMEUR-LIBRAIRE-ÉDITEUR

1865

AVANT-PROPOS

Je l'ai écrit il y a plus de dix ans dans *les Cent et une Soirées d'hiver;* je l'ai, depuis, répété bien des fois, des notions d'hygiène devraient être données aux enfants, bien avant même que ceux-ci ne fussent capables de les parfaitement comprendre. On leur parle de Dieu, on leur parle de religion, on leur fait apprendre par cœur une foule de choses tout à fait au dessus de leur intelligence : on sait que les premières impressions que reçoit le cerveau s'y gravent de plus en plus profondément, survivent à toutes celles qui surgissent ensuite, et que, même dans un âge très avancé, alors que l'usure du temps a fait disparaître toutes les empreintes secondaires, les premières, si elles ne sont plus exactement ce qu'elles étaient, c'est parce qu'elles ont grandi, c'est parce qu'elles sont devenues plus puissantes, c'est parce qu'elles sont arrivées à tout le développement, à toute la maturité que comporte la suprême volonté de celui qui a créé les mondes, les hommes, les choses, tout... Parmi les enseignements et les sentiments précieux que nous nous efforçons de placer en germes dans le cerveau de l'enfant, gardons-nous donc d'omettre ce qui peut l'assurer davantage d'un bien sans lequel il n'en est point d'autre : la santé, gravons-y profondément les principaux principes de la science qui seule peut le gratifier de cet immense trésor, et adressons-nous d'abord pour cela à la personne aimée qui déjà s'est acquis tant de droits sur son cœur : à sa mère, à cet être si providentiellement doué, si chaleureusement adoré, qui, plus qu'aucun autre — si dévoué puisse-t-il être, — saura dignement et fructueusement s'acquitter de l'importante, de la divine mission qu'il s'agit d'accomplir... Mais, cette mère, comment s'y prendra-t-elle donc pour arriver au résultat que nous attendons de sa sollicitude? Cette question, je la sens s'élever de toute part, et j'y réponds en deux mots : C'est en s'occupant de l'instruction, de l'éducation de la femme tout autrement qu'on ne l'a fait jusqu'ici; c'est en introduisant dans l'enseignement qu'on lui donne tout ce qui peut lui venir en aide dans sa grande destinée DE FAIRE UN HOMME, tout ce qui peut assurer à celui-ci santé, force, honneur, puissance, dignité, vertu : tout ce qui fait l'excellent père de famille et le grand citoyen...

Nous touchons, je l'espère, au terme où nos vœux, comme ceux de tant d'autres, vont se réaliser sur ce point de l'éducation des femmes. Mais, en attendant que ce fait soit devenu une réalité, et qu'il ait produit tous les fruits qu'il ne peut manquer de produire, il reste à la femme une grande ressource : les ouvrages populaires et les bibliothèques communales. Là, elle trouvera ce qu'il lui est indispensable de savoir pour en faire profiter ses enfants, sa famille et la société...

Pour ce qui a plus particulièrement trait à la grande question d'hygiène populaire dont je m'occupe avec tant d'insistance et depuis si longtemps déjà, voici un bien important enseignement qui vient de se produire sous mes yeux, et dont, certes, il est impossible qu'il ne soit pas tiré parti...

Une personne charmante, un de ces anges de bonté que l'Éternel envoie de temps en temps sur la terre pour le bien-être et le bonheur de tous, a eu la philanthropique inspiration de fonder dans la localité qui l'a vue naître, une sorte d'ÉCOLE-ASILE dans laquelle sont reçus, nourris et instruits pendant deux grands mois, tous les enfants de ceux qui se livrent aux travaux des champs, à la coupe et à la rentrée des moissons; et, une femme de cœur, une bonne mère, une de ces créatures bénies dont l'âme déborde de tout ce qui peut contribuer au bien, a voulu prendre elle-même la direction de cette admirable fondation. Il serait bien à désirer que de pareils exemples fussent universellement suivis.

Appelé dans cet établissement pour donner des soins à un des nombreux enfants de la digne mère qui le dirigeait, je ne fus pas peu surpris d'entendre celle-ci parler d'hygiène à ses jeunes auditeurs. Je collai mon oreille à la porte, et j'écoutai, avec un de ces bonheurs que l'expression ne rend point, une grande partie de l'importante leçon que cette excellente femme donnait... Un nouveau trait de lumière venait de s'offrir à mes yeux : je n'étais donc point un rêveur quand je voulais que l'hygiène fût enseignée à l'homme dès les premiers pas qu'il fait dans la vie... Ce que l'on faisait ici, qui empêche donc qu'on ne le fasse partout?...

Cette mère, cette femme de bien, avait, une des premières, voulu profiter des avantages de la bibliothèque communale qu'un ami de l'humanité avait fondée au milieu des siens; elle avait lu surtout les ouvrages d'hygiène populaire que ce philanthrope venait de produire; et, aujourd'hui, elle utilisait pour ses adorés élèves les principaux enseignements qu'elle avait puisés dans ces petits ouvrages qui, les premiers, ont pris place sur les rayons — ou plutôt sur les quelques planches qui constituaient alors cette bibliothèque — qui ont si largement contribué au succès de sa fondation, et qui, on le sait, n'ont été écrits que dans le seul but d'être utiles...

Je félicitai l'excellente directrice de l'heureuse idée qu'elle mettait en pratique, et ce fut avec un empressement bien cordial que je lui promis de m'occuper immédiatement du nouveau petit ouvrage populaire qu'elle me demanda, qui serait, me disait-elle, *le Livre d'or des enfants*, et qui, en lui facilitant pour l'an prochain la tâche qu'elle espérait reprendre, servirait en même temps à toutes les mères et à toutes les personnes qui s'occupent de l'instruction première des enfants... Les mères enseigneraient l'hygiène à leurs enfants; et, ceux qui ont mission de verser l'instruction sur la génération qui pousse, s'empresseraient d'instituer, chacun dans son école, un petit cours d'hygiène qui viendrait parachever ce qu'auraient fait les mères, et qui rendrait des services que chacun peut aisément apprécier... Il n'est pas seulement nécessaire de donner à l'homme de l'instruction, de la science, il faut aussi lui donner les moyens de profiter de cette instruction, de cette science : il faut lui donner la santé... Avant tout, il faut vivre; avant tout, il faut se bien porter; on sait ce que peut l'homme malade... Bien des hommes de progrès, bien de véritables amis de l'humanité ne cessent de répéter que c'est dans une bonne éducation, une culture convenable des sentiments du cœur et de l'esprit qu'est surtout le bien-être de l'individu, le perfectionnement de l'espèce et la gloire du pays. Cela est incontestablement vrai, mais il est incontestablement vrai également que la condition indispensable, c'est la santé : donc l'hygiène pour tous...

L'ouvrage que je vous demande, ajouta mon interlocutrice, deviendra, vous le voyez, le *vade-mecum* de la mère de famille, de l'éducateur de l'enfance et de l'enfant lui-même qui y retrouvera tout ce dont on l'aura entretenu. Bientôt il sera dans toutes les mains; il deviendra, je n'en doute pas, un des livres de lecture usités dans chacune des écoles; alors votre vœu le plus cher ne tardera plus à se réaliser...

Sur l'observation que je fis à cette dame qu'on trouvera peut-être quelque chose de trop prétentieux dans le titre qu'elle me propose pour la petite brochure à produire, elle me répondit : Quoi de plus précieux que la santé?... L'or lui-même, qu'est-il donc quand on ne la possède pas?... Et puis, ce titre deviendra un attrait pour l'enfant, il lui témoignera de tout l'intérêt qu'il doit attacher aux choses renfermées dans un livre qui porte un tel nom...

Je m'inclinai, et je serrai la main de l'aimable directrice... Toutefois, je tiens à l'établir ici, et à le répéter bien haut : le titre que j'adopte ne s'applique point au livre en tant que valeur scientifique ou littéraire, oh ! non, mille fois non!... Une seule chose peut le légitimer : ce sont les enseignements de haute importance que l'ouvrage va répandre, va populariser...

Mais, devrai-je me borner à quelques éléments d'hygiène seulement, ou bien élargissant le cercle, me laisserai-je aller à des considérations plus étendues?... En un mot, me sera-t-il permis d'oublier un certain nombre de fois que je n'écris que pour de jeunes enfants?... Il est tant de choses que l'enfant peut retenir, et il est tant d'enfants beaucoup plus intelligents qu'on ne les suppose!... C'est bien, assurément, que l'éducateur descende au niveau de ceux qu'il enseigne ; mais, n'est-il pas mieux encore qu'il ne descende de la sorte vers eux qu'afin de les prendre par la main et de les élever jusqu'à lui? Ce qu'on ne comprend point aujourd'hui, on peut le comprendre demain ; du reste, quelques jalons placés çà et là sur le chemin, deviennent des guides sûrs pour l'avenir, permettent au voyageur qui s'enfonce de plus en plus dans la voie, de ne pas faire fausse route, et de plus vite arriver au but... Je suivrai les inspirations qui me viendront... Que mon petit ouvrage passe donc pour ce qu'il pourra être, et que la critique lui soit douce...

Je vais me mettre à l'œuvre; je vais m'efforcer de prendre pour quelques instants la place de la digne mère dont la parole suave, attachante, pleine de tendresse et de charme allait droit au cœur de tous les enfants qui l'écoutaient; je reproduirai cette parole de mon mieux; j'emprunterai au professeur tout ce qu'il me sera possible de lui prendre — tout en comptant sur lui pour laisser de côté ce qu'il lui semblera que j'aurais dû réserver pour un âge plus avancé; — tout en comptant sur lui également pour simplifier, pour expliquer mes phrases, pour les mettre mieux à la portée de ceux auxquels elles sont destinées; je ferai tout ce qui dépendra de moi pour devenir le professeur lui-même, pour qu'en me lisant on croie encore l'entendre, et pour qu'on le bénisse une nouvelle fois, avec la fondatrice de l'asile dans lequel ont pris germe les entretiens que je vais reproduire...

Jeudi 9 Juillet 1863.

C'est aujourd'hui jeudi, mes bien aimés petits enfants, et, comme je vous l'ai dit hier, tous les jeudis qui se succéderont durant le temps que nous devons passer ensemble, nous les consacrerons — soit dans notre séjour ici, soit dans nos promenades aux champs — à des entretiens sur une science dont vous ignorez même le nom, mais par laquelle l'homme doit d'arriver à la possession et à la conservation du plus grand de tous les biens; science à laquelle ou a donné le nom d'hygiène, et qui a pour but la conservation et le perfectionnement de la santé...

C'est une très belle chose assurément, n'est-ce pas, que de rendre la santé à celui qui a eu le malheur de la perdre; mais, c'en est une beaucoup plus belle encore de prévenir le mal qui nous l'enlève, et de s'opposer à la maladie qui nous cloue dans notre lit... Bien que très jeunes encore, personne d'entre vous n'ignore que quand on devient malade, le plus ordinairement, il faut un temps très long, une infinité de soins, des saignées, des sangsues, des médecines, une foule de médicaments pour triompher de la maladie, et que, nombre de fois encore, cette maladie résiste à tout ce qu'on peut faire contre elle, et qu'elle tue le pauvre malade... Eh bien, l'hygiène qui prévient la maladie, n'est-elle donc pas plus précieuse encore que le remède qui la guérit?... Je dois ajouter que l'hygiène, elle seule, se rend parfaitement maître, et mieux que beaucoup de drogues, d'un grand nombre d'états maladifs auxquels nous devenons en proie, et que c'est aussi à l'application des préceptes de cette science que nous devons d'arriver à une force beaucoup plus grande des organes, à la vieillesse la plus belle, la plus verte, la plus exempte d'infirmités, et à la longévité la plus éloignée à laquelle il soit donné à l'homme de parvenir... Vous voyez donc de suite de quelle importance est la science dont je veux vous faire connaître les principaux éléments, et que je vais m'efforcer de descendre assez bas du piédestal où elle trône, afin de la mettre le plus qu'il est possible à votre niveau...

Prêtez-moi toute votre attention, mes chers et bons amis, vous surtout qui êtes les plus âgés; et quand, dans mon ardent désir de vous instruire, je me laisserai entraîner un peu trop loin et que vous ne comprendrez pas bien ce que je vous aurai dit, ne craignez pas de m'interrompre et de me demander des explications; je trouverai du bonheur dans ces interruptions, et je vous donnerai toutes les explications qu'il me sera possible de vous donner. Mais je dois vous le dire de suite, et, ne l'oubliez pas : ce que je vais vous enseigner, bien qu'entièrement pratique et que notablement étendu, sera loin, bien loin encore d'approcher de ce qu'il vous importerait d'apprendre; je vous laisse pour plus tard à suppléer aux omissions que votre âge m'aura forcé de faire, et à compléter ce dont il ne m'aura pas été possible de vous entretenir dans nos diverses causeries.

Les plus jeunes d'entre vous ne me comprendront guère, je le sais à l'avance, je tiens cependant qu'ils assistent à ces entretiens. Je compte sur vous pour, à votre tour, et en jouant avec eux, leur redire quelques mots de ce qu'ils auront entendu ; il est positif qu'ils en retiendront quelque chose, et, le peu qu'ils auront appris, leur servira toujours en attendant mieux...

Vous venez, mes enfants, d'élever vos cœurs à Dieu, vous venez de lui demander pardon des petites fautes que vous avez pu commettre, vous venez de prier pour les auteurs de vos jours, pour vous, pour ceux qui vous sont plus particulièrement chers, et pour le genre humain tout entier; on ne saurait mieux commencer sa journée... Demandez-lui donc maintenant, à ce Dieu de bonté, demandez-lui de m'inspirer pour vous, de prêter à ma voix tout ce qui peut la faire aller droit à vos cœurs, tout ce qui peut faciliter et rendre fructueuse la nouvelle et si importante tâche que je vais essayer de remplir... Mais comment dois-je entamer le vaste sujet d'études auquel nous allons nous livrer? — Je ne le sais réellement pas trop. — Cependant, comme dans tout établissement d'instruction primaire bien tenu, une revue de propreté est passée tous les matins par le maître, et qu'il en est le plus souvent de même à chacune des rentrées en classe, je vais vous parler d'abord des soins qu'il convient de donner à la face, aux cheveux, aux yeux, à la bouche, aux oreilles, aux mains et aux pieds ; puis, et peu à peu, nous aborderons chacun des points qui se rattacheront davantage aux plus précieux de vos intérêts. Nous nous occuperons des vêtements, des bains, etc., de l'hygiène extérieure de nos corps... Les repas arriveront, se succéderont; ils nous fourniront l'occasion de parler des aliments, des boissons et des principaux phénomènes qui s'y rattachent : digestion, nutrition, accroissement, sanguification, circulation, respiration, sécrétions, excrétions, etc... Viendront les récréations, les jeux, les exercices gymnastiques, le travail, le repos, le sommeil, avec les diverses applications hygiéniques qui les concernent... Nous visiterons vos habitations et nous entrerons dans quelques détails sur la salubrité des demeures, sur le chauffage, l'éclairage et les émanations nuisibles qui s'y produisent... Nous nous entretiendrons un instant de l'hygiène des saisons, et du régime que pendant la durée de chacune d'elles il convient plus particulièrement de suivre... Chacun de nos jeudis — et nous en avons douze à passer ensemble, — après que nous nous serons longuement entretenus ici, nous nous rendrons à la promenade, et nous causerons ensemble de tout ce qui rentrera davantage dans le cadre que nous nous sommes proposé de remplir. Nous parlerons de l'atmosphère, de son principe vital, de sa purification par les arbres, les herbes, etc. Les piqûres d'insectes vénimeux, les morsures d'animaux enragés, la vaccine, les orages, etc., certaines erreurs et certains préjugés qui marchent côte à côte avec nous, un mot sur tout cela vous sera dit. Il en sera de même de tout ce qui me viendra et qui me paraîtra susceptible de tourner à votre profit et au profit de vos pères, de vos mères, de vos voisins, de vos amis, à qui, j'en suis persuadé à l'avance, vous ne manquerez point de parler d'hygiène à votre tour... Après nous être occupés de la sorte de ce qui aura plus particulièrement trait à l'hygiène du corps, nous nous occuperons quelque peu de l'hygiène de l'âme, ces deux hygiènes là ne peuvent être séparées; nous toucherons principalement à quelques unes de celles des passions que déjà votre catéchisme vous a présentées comme capitales, comme la source de la plupart des autres : l'envie, la gourmandise, la colère, la paresse, etc. Enfin, dans chacune des promenades que nous ferons, nous utiliserons notre présence au dehors pour faire au profit de nos pauvres, une cueillette, une provision, de celles des plantes médicinales que nous trouverons sur notre chemin. Je vous ferai connaître à mesure, les noms et les propriétés des herbes, des fleurs et des racines que nous recueillerons... Puis, avant de nous séparer, j'aviserai au moyen de vous remettre en mémoire ce que, sur ce point, je vous aurai appris; j'étendrai même à ce sujet le cercle des connaissances que vous aurez acquises...

En composant de la sorte une petite herboristerie des pauvres, vous aurez, mes bons petits garçons et mes charmantes petites filles, vous aurez fait une excellente action, et, en même temps, vous aurez travaillé pour vous. Ce que vous saurez de botanique tournera bien des fois à votre profit, vous dispensera de courir à la ville chercher des remèdes que vous aurez sous la main. Comme tant d'autres, cette bonne œuvre portera donc ses fruits...

Le plan de notre sujet d'études de la sorte tracé, j'entre en matière ; mais, je vous en avertis, s'il arrive que dans nos causeries je vienne à m'écarter de quelques uns des jalons posés, je compte entièrement sur vous pour m'en avertir, et pour y ramener mon attention.

La face.

J'ai à peine besoin de vous dire, chers enfants, que la face nécessite des soins journaliers de propreté, puisque chaque matin vos excellentes mères se chargent de ces soins, et qu'elles vous les continuent tant que vous êtes devenus capables de vous en occuper vous-mêmes. Mais ce qu'il est surtout nécessaire que vous sachiez, c'est que l'éponge, l'éponge fine, bien entendu, est en tout préférable au linge dont on se sert le plus généralement, et que l'eau, l'eau pure, l'eau sans aucun mélange, est ce qu'on peut employer de mieux pour cela. Après avoir suffisamment promené l'éponge sur toutes les parties de la face et l'avoir nettoyée à fond, on essuie celle-ci avec un linge sec, propre et doux.

Il est des personnes qui, au lieu d'éponge ou même de linge fin, choisissent de préférence un linge grossier, ou un morceau d'étoffe de laine, afin, comme elles le disent, que cela gratte mieux ; rien n'est plus mauvais que d'agir de la sorte, rien ne compromet davantage le velouté de la peau, n'expose plus celle-ci à des rougeurs, à des éruptions, à des boutons, dont ensuite on a bien de la peine à se débarrasser.

A votre âge, on ignore heureusement une foule de préparations qu'on décore des noms les plus pompeux, les plus séduisants, les plus propres à égarer la crédulité des masses. C'est ainsi que l'on vend des eaux de beauté, de Jouvence, etc., du lait virginal, de l'antirides, du lait antéphélique, des vinaigres de toilette de diverses provenances, etc., etc.; toutes choses dangereuses qu'on annonce comme cosmétiques, c'est-à-dire comme agents conservateurs de la beauté, tandis qu'on devrait les considérer comme destructeurs de cette dernière, et les nommer *cosméticides*, si ce mot était français... Heureux encore quand plusieurs des préparations dont je parle ne tuent point : il en est beaucoup en effet qui renferment de bien violents poisons : des sels de plomb, de mercure, etc., même de l'arsenic !.. Quand vous serez grands, tenez-vous donc constamment en garde contre de pareils agents... De l'eau, toujours de l'eau, voilà, je le répète, le véritable cosmétique, le seul auquel il importe à chacun de recourir : celui-là vient de Dieu...

Voyez les habitants de la campagne, quel facies, quel visage épanoui, quel coloris, qu'elle beauté de la peau ils offrent en général. Allez à la ville, examinez, observez, quel contraste dans une infinité de cas ! Quelles figures pâles, ternes, terreuses, plombées, bourgeonnées !.. De l'eau d'un côté ; de l'autre, des mixtions, des crèmes dites cosmétiques ; peut-on balancer un instant dans le choix? il n'est pas jusqu'aux plus innocents de ces moyens trompeurs qui n'aient encore d'assez graves inconvénients... Vous, mes petits garçons, un jour vous vous ferez la barbe, et vous entendrez dire que rien comme les vinaigres de toilette n'est susceptible d'ôter le *feu* du rasoir ; c'est une erreur ; ils font absolument l'inverse. Le savon et le vinaigre se décomposent, il en résulte un produit insoluble qui résiste aux lavages, se décompose à son tour, devient rance, détermine des plaques,des boutons, des inflammations dont on ne voit plus la fin, par la raison bien simple que la même cause, fréquemment renouvelée, les entretient, s'oppose à leur disparition, qui ne manquerait pas d'arriver, même assez vite, si l'on s'arrêtait à temps. Le lait virginal, lui, bouche les pores de la peau, s'oppose à la transpiration, ne peut donc que nuire également... Le lait antéphélique dont on parle tant, auquel on attribue à tort l'admirable propriété de faire rapidement disparaître les taches de rousseur, peut devenir un violent poison... Il contient beaucoup de sublimé corrosif; et, le sublimé corrosif, c'est cette poudre blanche avec laquelle un de vous gravait l'autre jour son nom sur la lame de son couteau : jugez donc de sa force et de tout le mal qu'elle peut amener. Je ne conçois vraiment pas comment on se permet de débiter de pareils produits, sans au préalable en avoir obtenu l'autorisation.

C'est une excellente chose de recourir tous les matins aux soins de propreté dont il vient d'être question, c'en serait une meilleure encore d'y revenir aussi chaque soir avant de se mettre au lit... Pendant le jour, l'action du soleil, de l'air, de la lumière, celle de la sueur et celle des poussières qui ont pu agir en même temps, et qui doivent rester là jusqu'au lendemain, ne peuvent qu'avoir la plus fâcheuse influence sur ce qui constitue la beauté. Toute personne qui désire se conserver longtemps cette précieuse qualité du visage, doit donc prendre de très bonne heure l'habitude de la nouvelle petite hygiène dont je parle ; cette habitude une fois contractée deviendra un besoin auquel on se soumettra ensuite sans y penser, et elle donnera des résultats que chacun à l'avance est à même d'apprécier.

Les cheveux.

La chevelure, ce magnifique ornement de la figure humaine, doit être démêlée, peignée et brossée avec le plus grand soin... Il est indispensable de débarrasser complètement les cheveux de la poussière, de la crasse, de tous les corps étrangers dont ils peuvent être souillés; et, quand la chose est devenue nécessaire, l'éponge imbibée d'eau pure ou d'eau légèrement savonneuse, vient en aide à ce qu'on a fait; seulement il faut alors essuyer et faire rapidement sécher toutes les parties mouillées; sans cette précaution, la peau chevelue pourrait devenir malade, et l'humidité dont elle resterait le siége, serait susceptible à son tour de donner naissance à quelque grave maladie.

Les hommes ne doivent jamais porter les cheveux trop longs; les femmes, au contraire, peuvent faire tout ce qui dépend d'elles pour avoir une longue chevelure, et quand, par les progrès de l'âge ou par une cause quelconque la tête commence à se dégarnir de ses cheveux, il faut faire couper ceux-ci le plus souvent, ou même se faire complètement raser la tête plusieurs fois. On voit beaucoup de femmes perdre leurs cheveux de très bonne heure par excès de soins, surtout parce qu'elles y passent trop fréquemment et par trop longtemps le peigne fin.

Quand on est jeune, quand les cheveux sont d'eux-mêmes souples et brillants, les pommades et les huiles ne doivent être employées qu'à de longs intervalles, qu'alors seulement que la nature a besoin d'un secours étranger. Mais alors, il est indispensable que la pommade soit pure, qu'elle ne contienne ni plâtre, ni poudre d'albâtre, ni quelqu'autre substance analogue que la fraude y ajoute souvent afin d'en augmenter le poids... Du saindoux, de la moelle de bœuf, de l'huile d'amandes douces et quelques gouttes d'une liqueur aromatique au choix : voilà certes la meilleure pommade que l'on puisse employer. Chacun pourrait, d'après cette simple indication, préparer très facilement soi-même la pommade qu'il convient d'employer.

Nous ne sommes plus aux temps, mes bons amis, où l'on était persuadé que l'homme n'avait pas de meilleurs amis que les poux, et qu'il fallait bien se garder d'en débarrasser complètement la tête des enfants, parce que les maladies les plus graves, souvent suivies de mort, survenaient immanquablement chez tous ceux auquels il ne restait plus assez de ces dégoûtantes bêtes pour être suffisamment purgés de toutes les humeurs que celles-ci avaient reçu mission de soutirer à chaque individu... Trois cents ans ont passé sur de semblables absurdités, et l'on ne verrait plus aujourd'hui comme on le voyait très souvent alors, de pauvres mères emprunter quelques uns de ces affreux insectes, pour en repeupler la tête de leurs enfants !.. On ne verrait pas davantage accuser quelque sorcier de la prodigieuse, de l'effrayante quantité de poux que l'on voit pulluler chez certains individus. D'abord, tous les terribles sorciers d'autrefois sont morts, et bien morts ; et puis, on sait, à n'en pouvoir douter, que dans l'espace de deux mois, deux femelles du parasite dont je vous parle, engendrent près de vingt mille petits !.. La malpropreté seule, telle a été jadis, telle est encore de nos jours, la seule cause de cette épouvantable génération de poux... Vos mères, j'en suis sûr, cherchent à détruire jusqu'au dernier, continuez donc leur œuvre, vous qui êtes assez grands pour cela, et ne laissez jamais un de ces hôtes dans vos cheveux...

La bouche.

La bouche, à cause surtout des dents qu'elle renferme, nécessite également de grands soins de propreté. Tous les matins une brosse douce, une petite éponge pour ce appropriée, ou un coin de la serviette avec laquelle on s'essuie — l'une ou l'autre de ces choses imbibée d'eau, — doit être passée sur les dents, afin de débarrasser celles-ci de ce dont elles ont pu être salies et pour s'opposer à la formation d'une sorte de croûte qu'on appelle *tartre* qui, indépendamment de l'aspect repoussant qu'il imprime aux dents qui en sont recouvertes, opère le retrait des gencives, donne mauvaise haleine, ébranle les dents et en provoque la chute prématurée. Il n'est personne d'entre vous, n'est-ce pas, qui n'ait vu dans la bouche de vieilles gens, une ou plusieurs dents paraissant démésurément longues, et plâtrées de ce limon jaunâtre dont je viens de parler, à la production duquel il faut absolument s'opposer, et qu'il faut faire enlever par un dentiste quand on l'a de la sorte laissé s'accumuler. On vous l'a déjà dit, il faut bien se garder de boire froid aussitôt la soupe ingérée; rien, en effet, ne gâte les dents plus vite que cela. Il faut bien se garder aussi de boire froid immédiatement avant de manger cette soupe ou quelque chose de chaud, le même inconvénient en résulterait; puisque dans l'un comme dans l'autre cas, il y aurait passage subit du chaud au froid ou du froid au chaud, transition on ne peut plus nuisible. Il faut éviter de casser avec les dents, des noix, des noisettes, même de rompre son fil, comme le font beaucoup de femmes en cousant...

Une excellente habitude, c'est de se rincer la bouche le matin, après chacun des repas, et même le soir avant de se mettre au lit. Ce dernier soin, outre son action salutaire sur les dents, contribue puissamment à donner un sommeil meilleur, un sommeil calme, exempt de rêves pénibles, un sommeil tout à fait réparateur. Je dois vous dire de suite, mes petits amis, que toute la surface de la bouche, que la peau rose qui tapisse vos lèvres, jouissent d'une grande force d'absorption, et qu'il vous suffirait de boire dans un verre non lavé qui eût servi à quelqu'un ayant un mal aux lèvres pour que vous en fussiez atteints à votre tour. On a vu un verre, une pipe, une cuillère, une plume, etc., imprégnée de quelque virus contagieux, communiquer ce virus par son simple contact avec les lèvres d'un individu...

On vend pour l'entretien et la conservation des dents, une foule d'opiats, de poudres dentrifices, d'élixirs baptisés des noms les plus perfidement séduisants. Défiez-vous de toutes ces belles choses. Celles qui renferment des acides détruisent l'émail des dents et accélèrent leur carie ; celles qui consistent en des poudres dures et non assez tenues, agissent sur cet émail absolument comme le sable sur la casserole que vous écurez : elles raient, elles usent cet émail protecteur, et bientôt les dents, à leur tour, sont perdues... Quand celles-ci sont devenues trop sales, ce qui, avec les petites attentions que je viens d'indiquer, ne doit presque jamais avoir lieu, on peut, sans inconvénients, se servir de poudre bien fine, de charbon, ou d'eau distillée de fleurs d'oranger ; cette poudre et cette eau nettoient et blanchissent parfaitement les dents...

Le nez, les yeux, et les oreilles.

L'entrée des narines doit être nettoyée avec beaucoup d'attention ; et quand, avec les progrès de l'âge, cette partie se garnit de quelques pilosités, il faut bien se garder d'arracher ces petits poils, cette pratique peut amener de graves inflammations... Bien des personnes, beaucoup d'enfants principalement, ont la mauvaise habitude de se fourrer fréquemment l'un des doigts dans le nez ; des boutons, des ulcérations, des suppurations croûteuses extrêmement tenaces ne manquent jamais de surgir chez ceux qui agissent ainsi. Quand il est nécessaire d'enlever des narines de petites parcelles de mucus desséché, il faut le faire très doucement avec le coin d'un mouchoir ou d'une serviette, préalablement mouillé.

Les angles des yeux demandent une grande attention dans le lavage et l'essuyage dont ils sont l'objet. Aux angles internes, il y a deux petits points, deux petits trous, que la nature a chargés d'absorber, de pomper l'excédant des larmes qui, continuellement, baignent le globle de l'œil et en facilitent les mouvements. Eh bien, quand ces petits trous viennent à se boucher, les larmes ne s'y introduisant plus, coulent sur les joues, et bientôt une tumeur, puis une fistule lacrymale s'établit, qui réclame une opération que, très souvent, il eût été facile d'éviter... A cette occasion, vous vous rappelez cette femme de votre commune, qui, après avoir souffert d'une semblable maladie pendant bien longtemps, en a été opérée il y a quelques jours.

Les oreilles, elles aussi, demandent un soin particulier; elles présentent des replis qu'il importe de minutieusement nettoyer. Le pli qui les borde, et le sillon qui les sépare de la tête exhalent une odeur fort désagréable ; une sorte de crasse s'y établit, dont le séjour trop prolongé deviendrait la cause de dartres, de croûtes dégoûtantes, le plus ordinairement d'une grande tenacité. Le conduit auditif, à son tour, réclame la propreté la plus absolue ; c'est dans le fond de ce conduit que se produit l'admirable phénomène de l'audition. Tous, vous avez remarqué dans les oreilles de quelqu'un d'entre vous, une matière jaune, à laquelle vous donnez un nom que je ne veux pas répéter, et qu'on appelle cérumen. Il est indispensable que ce cérumen soit enlevé de temps en temps avec le cure-oreilles, petit instrument que chacun connaît. Sans cette précaution, la matière dont je vous parle s'accumulerait au fond de l'oreille, deviendrait extrêmement dure, occasionnerait des tintements et des bourdonnements très gênants, et finirait par amener de la surdité. Cette cause de surdité est beaucoup plus fréquente que généralement on ne se l'imagine, et bien des sourds se sont trouvés guéris après qu'avec de l'huile, de l'eau tiède, etc., on les eût débarrassés du bouchon qui leur fermait l'ouïe...

Il ne faudrait pas croire cependant qu'il est nécessaire d'enlever tous les jours le cérumen des oreilles ; non. Trop de zèle dans ce soin, ne serait pas même sans inconvénient. On a vu des écoulements d'oreilles dus à cet excès de précautions... La nature, du reste, vous fera connaître elle-même les moments où vous aurez à vous occuper de cette hygiène de vos oreilles, une démangeaison bien significative ne manquera jamais de vous en avertir.

Les mains et les pieds.

Les mains doivent être lavées le matin, le soir, avant et après chacun des repas. C'est aussi ce que vous faites, mes chers enfants, et ce que vous répétez, bien entendu, toutes les fois que cela redevient nécessaire à cause de quelque chose de sale à quoi vous avez pu vous livrer. Vous vous coupez les ongles une fois par semaine, vous les coupez en rond et les nettoyez avec soin, je ne saurais vous conseiller mieux... Il faut, à leur tour, que les pieds soient tenus dans une propreté non moins minutieuse. Ils se salissent très vite, ils exhalent bien souvent une odeur des plus désagréables, et on les voit devenir le siége de cors, de durillons excessivement douloureux quand on néglige de les laver assez souvent... Vous prendrez donc un bain de pieds de propreté toutes les semaines, et vous couperez les ongles des orteils, non en rond, comme vous l'avez fait aux mains, mais carrément, et sans abattre les angles. Cette manière de faire est d'une grande importance, et c'est en ne la suivant pas que bien des personnes sont prises d'un mal terrible : l'ongle rentré dans les chairs, mal qui fait horriblement souffrir, qui résiste à la plupart des remèdes qu'on lui oppose, et pour lequel il faut souvent en venir à l'arrachement de l'ongle lui-même... Je ne vous dirai pas qu'il faut bien vous garder de vous couper les ongles trop courts, il n'est personne à qui cette petite maladresse ne soit arrivée, et qui n'en ait, pendant plusieurs jours, gardé un bien pénible souvenir...

Je vous ai fait connaître que les pommades dont on se sert pour les cheveux, sont loin d'être toujours pures, que les falsifications y ajoutent bien souvent des substances étrangères pour les faire peser davantage ; je dois vous faire connaître également que bon nombre des savons à bon marché, dont beaucoup font usage, vont jusqu'à contenir 30 0/0 de plâtre, de chaux, etc. : jugez comme tout cela doit être bienfaisant pour la peau... Il est des savons qui sont colorés en vert ou en rose; il faut se défier de ces savons, ils peuvent devoir cette coloration à des substances vénéneuses, ce qui a lieu très fréquemment... D'autres savons de toilette sont très pompeusement annoncés, qui contiennent les choses les plus émollientes, les plus rafraîchissantes, les plus adoucissantes, et pour lesquels on va même jusqu'à invoquer le témoignage de l'Académie... Supercherie, tromperie, vol !... Ces savons ne renferment rien, absolument rien des substances dont on les dit pourvus, et l'Académie jamais n'a été saisie de leur examen... Le savon blanc, le savon fin, tel est celui dont je vous conseille de faire constamment usage; le prix de ce savon est à la portée de tous, et du moins il ne renferme rien de mauvais...

Hygiène extérieure du corps, bains, lotions et vêtements.

Quelque chose qui va vous paraître bien extraordinaire — rien n'est plus positivement vrai cependant, — c'est que la surface extérieure de nos corps est percée d'innombrables petits trous et que, par cette myriade d'ouvertures, il s'échappe dans les vingt-quatre heures, au moins un kilogramme — un litre — de vapeur d'eau provenant des aliments et des boissons que nous prenons. La majeure partie de ce produit, pompée par la chemise et les autres vêtements, est portée au dehors, l'autre partie se dessèche et reste déposée sur la peau... Un litre de liquide s'échappe dans les vingt-quatre heures par les pores, les pertuis de la peau, et cela, sans qu'on s'en aperçoive ; vous avez beaucoup de peine à le croire, je le vois ; des expériences incontestables l'on mainte fois démontré cependant, et, quand nous-mêmes, nous nous couvrons d'un manteau de caoutchouc par dessus nos vêtements, et que nous ne tardons pas à constater à la surface intérieure de ce manteau une humidité considérable, une rosée très abondante qui n'est autre chose que la transpiration dont nous parlons, force nous est bien de nous rendre à l'évidence aussi. Cette transpiration, du reste, est absolument indispensable pour l'exercice et la conservation de la santé... Quand il fait chaud, quand vous courez, etc., vous vous sentez mouillés partout, c'est la transpiration qui, au lieu de se renfermer dans les limites que la nature lui veut, est devenue tout à coup beaucoup plus abondante et s'est transformée en sueur...

Quand les pores de la peau se trouvent bouchés par le produit qui s'y dessèche, par la crasse qui s'y accumule, par les corps pulvérulents, les poussières qui s'y attachent, bien souvent on devient malade, et il en est de même encore quand une impression froide subite ou un froid prolongé resserre, obstrue, bouche tous ces petits trous, et que ce qui devait par eux être porté au dehors, est forcé de refluer en dedans... Vous voyez donc de suite combien il importe d'entretenir libres, et combien il importe de protéger les milliers de petites ouvertures dont notre peau est criblée. Les lotions, les bains et les vêtements, tels sont les moyens auxquels il nous faut avoir recours pour cela...

Si j'ai tenu, mes enfants, à vous faire en quelque sorte mesurer la quantité de vapeur aqueuse qui, dans un temps donné, sort par la peau — et, je n'ai point exagéré, tout au contraire, — c'est parce que j'ai voulu que de suite vous fussiez à même de vous expliquer toutes ces maladies dues à des sueurs rentrées, ainsi que le disent les gens, et que vous pussiez vous armer contre ces maladies, en ne faisant rien qui fût susceptible d'entraver l'importante fonction dont je vous entretiens... Vous avez très chaud, vous êtes en sueur, vous vous refroidissez subitement ou vous subissez l'action prolongée d'un froid rigoureux; quelques jours après, une fluxion de poitrine, une pleurésie, etc., une maladie grave met vos jours en danger, quand, toutefois, elle ne vous enlève pas...

L'usage des bains remonte à la plus haute antiquité, et cela se conçoit parfaitement quand on songe que les premiers hommes ne se vêtissaient pas... Leur première pensée en voyant de l'eau dut être de s'y plonger, ou de s'en lotionner aussi souvent que la malpropreté de leur corps l'exigeait. Tous les peuples de la terre se font une loi de l'emploi des bains, et si, de nos jours, on n'en use plus avec la même profusion qu'autrefois, c'est parce que la chemise, le linge de corps remplit en partie l'office qu'on leur demandait. Je ne vous parlerai pas des bains au point de vue de leur action générale sur l'économie, je me bornerai à vous tracer quelques règles pratiques qu'il vous importe de connaître relativement à leur emploi.

Le bain est dit frais, froid, tiède ou chaud, suivant la température de l'eau qui le constitue ; et, c'est avec ce petit instrument qui, comme vous le savez, est un thermomètre, qu'on s'assure de la température du bain... Ce thermomètre est le centigrade.

Le bain est frais, quand il est de 25 à 30 degrés ; il est froid de 20 à 25 ; tiède de 30 à 35 ; et il est chaud de 35 à 40. Il n'est pas inutile que vous sachiez tout cela. Seulement, pour aujourd'hui, retenez que la température de 30, 32 ou 33 degrés, suivant la susceptibilité individuelle, est celle qui convient le mieux pour le bain de propreté pris dans une baignoire chez soi. Quand ce bain est pris dans une pièce d'eau, il est nécessairement plus froid que celui dont je vous parle; il n'en est pas moins salutaire cependant, et les mouvements que l'on s'y donne permettent de le parfaitement supporter. Il est d'observation que le bain tiède prolongé relâche, amollit, affaiblit, ainsi que vous avez pu l'entendre dire plusieurs fois ; tandis que le bain frais fortifie beaucoup : nombre d'enfants faibles, pâles, maladifs, déformés, reprennent vigueur et santé sous l'influence de ces bains. Vous voyez tous, de suite, qu'il ne serait pas possible de recourir aussi souvent aux bains tièdes qu'on pourrait le faire à l'égard des bains frais.

Dans le bain pris chez soi, on peut rester une heure, si on le juge convenable ; maisil serait dangereux de rester plus de 10 à 15 minutes dans la rivière, le lac ou toute autre pièce d'eau dont on aurait fait choix pour se baigner. Quand le bain est pris chez soi, dans une baignoire, il faut, après s'être convenablement essuyé, se remettre au lit, ne serait-ce qu'une demi-heure, afin de complètement ressécher la peau. Après le bain à l'air libre, il est indispensable, aussitôt rhabillé, de se livrer à l'exercice, afin de rétablir l'équilibre normal un instant dérangé. La température du corps étant en moyenne de 37 degrés centigrades, celle de l'eau courante ou stagnante, dans laquelle on s'est plongé, se trouvant considérablement au dessous, il est facile d'apprécier de suite toute la nécessité de l'exercice dont je viens de parler. Connaissant parfaitement les habitudes de la plupart des petits garçons de 10 ou 12 ans qui m'écoutent, je leur dois la petite observation que voici : depuis qu'il fait chaud, vous vous joignez presque tous les jours à des jeunes gens plus âgés que vous, vous allez vous baigner dans une des petites pièces d'eau qui vous avoisinent, et, bien souvent, vous vous jouez, vous courez tout le long de votre chemin, et vous arrivez tout en sueur à la pièce d'eau dans laquelle vous allez vous plonger. Rien n'est plus dangereux qu'une telle manière de faire, et les maladies les plus graves peuvent en résulter. Vous vous rappelez, n'est-ce pas, *ces sueurs rentrées* dont je vous ai parlé il n'y a qu'un instant... Quelque chose de bien mauvais encore, c'est de se mettre au bain peu de temps après avoir mangé; les accidents les plus graves ont fréquemment suivi de pareilles imprudences; la mort elle-même en a été d'assez nombreuses fois le résultat. Je dois vous rappeler à cette occasion ce pauvre jeune homme d'un pays voisin qui, l'an dernier, a été se baigner dans une pièce d'eau peu profonde immédiatement après avoir pris son repas, et que l'on y a trouvé noyé quelques heures après. Il n'est pas douteux que ce jeune homme, qui était d'une grande force, aura été pris d'une congestion cérébrale, d'une syncope, etc., due au trouble que l'impression de l'eau aura imprimé à l'organisme, à cause de la digestion dont le travail ne venait que de commencer, et que telle aura été la cause de la mort de cet individu. Sachez, mes amis, retenez-le bien, et répétez-le à vos camarades, sachez qu'il faut un intervalle d'*au moins 3 heures* après un repas, avant qu'il soit possible de se mettre au bain.

Un bain de propreté doit être pris au moins une fois par mois. Si ce n'était la difficulté qu'il y a généralement dans nos communes de se préparer un bain, je vous engagerais à y recourir plus fréquemment. Le bain frais, lui, dans la saison où nous sommes, peut être pris sans inconvénient deux ou trois fois par semaine, il rafraîchit beaucoup, redonne des forces, il est surtout très avantageux à ceux qui savent nager. Seulement les individus faibles, d'une mauvaise constitution, ne doivent user de ces sortes de bains qu'avec les plus grandes précautions, et, en quelque sorte, que sous l'œil de leur médecin...

Il ne faut jamais se baigner dans des eaux stagnantes, bourbeuses, exhalant quelque mauvaise odeur, ni dans des eaux courantes, immédiatement après un orage ; les maladies les plus graves pourraient en être le résultat.

Ce que je viens de vous dire des bains, je le dis tout naturellement des lotions et des ablutions lorsque ceux-ci ne sont pas praticables. Ces lotions, ces ablutions, elles aussi, nettoient parfaitement la peau. Une excellente manière de pratiquer les lotions, c'est de prendre une brosse ou un morceau d'étoffe de laine, du savon, de l'eau tiède et de se frictionner fortement partout. Vous souriez, mes enfants, cela vous rappelle l'étrille, je le vois. Dites-moi si le cheval le plus lisse, le plus gai, le plus fringant n'est pas celui qui est le mieux soigné, le mieux étrillé, le plus proprement tenu? L'enfant le moins bien peigné, le moins bien débarbouillé, celui qu'on ne nettoie jamais à fond, l'enfant sale en un mot, est-ce cet enfant qui a la plus belle peau, le plus beau coloris, la plus grande force, la meilleure santé?... Je vous laisse juger, et j'en reste là sur ce point...

Les vêtements.

Si la peau doit être l'incessant objet des plus grands soins de propreté, elle doit aussi se trouver protégée avec la plus extrême sollicitude contre tout ce qui est susceptible d'entraver l'importante mission que la nature l'a chargée de remplir. Ce sont les vêtements auxquels surtout il nous faut demander cette protection.

Vous le savez, mes enfants, ces vêtements

sont de laine, de coton, de fil, de soie, etc., et ils ont des couleurs variées, des textures différentes, qui, ainsi que je vais vous le faire connaître, ne sont pas sans une notable influence dans l'action qu'il leur est donné d'exercer. Voyons pour les couleurs d'abord; et, à cette occasion, je vais reproduire devant vous une petite expérience qui m'a fait parfaitement comprendre à moi-même et à bien d'autres ce que j'ai besoin de vous enseigner aujourd'hui. Tenez, voici deux thermomètres, la boule de l'un est enveloppée d'un morceau de drap noir, et la boule de l'autre d'un morceau de drap blanc. Approchons du feu les deux boules de la sorte emmaillotées, et voyons dans laquelle des deux le liquide indicateur monte le plus vite? — C'est dans la boule qui se trouve enveloppée de laine noire, cela est bien évident. Maintenant, faisons chauffer les deux boules de ces petits instruments avant de les recouvrir des deux morceaux d'étoffe dont nous venons de nous servir, et constatons dans laquelle des deux la liqueur rouge baisse de la manière la plus sensible; c'est encore dans le thermomètre dont la boule est enveloppée de laine noire que la baisse s'opère le plus rapidement. Donc, le principe qui constitue la chaleur, et que l'on nomme calorique, traverse plus vite la laine noire qu'il ne le fait de la laine blanche, et, de quelque manière que ce calorique soit produit. Si nous répétons l'expérience avec des tissus de fil, de coton ou de soie, pour savoir comment le calorique se comporte comparativement avec les tissus de laine, nous voyons que ce calorique traverse beaucoup plus vite ces trois tissus qu'il ne traverse ceux de laine. Et si nous poussons encore plus loin nos recherches, nous voyons que le fil se laisse plus vite traverser que le coton, et que celui-ci se montre plus perméable que la soie...

Vous, mes petites demoiselles, ou du moins le plus grand nombre d'entre les plus grandes, avez bien des fois entendu dire à vos mères que le déjeuner chauffe beaucoup plus vite dans une casserole de ferblanc ou de fer battu dont l'extérieur a été noirci, qu'il ne le fait dans une casserole de même métal bien blanche et bien brillante...

Je dois vous dire qu'on appelle *bons conducteurs* du calorique les tissus qui s'en laissent vite traverser, et *mauvais conducteurs* ceux qui l'emprisonnent le mieux, qui le conservent plus longtemps, qui le laissent moins vite s'échapper. Je dois vous dire encore que si la couleur blanche d'une étoffe a la propriété de se laisser moins facilement traverser par la chaleur, elle a celle aussi de réfléchir, de renvoyer cette chaleur au loin, absolument comme le fait un miroir qui reçoit la lumière que vous renvoyez ensuite sur quelque autre objet. Il faut que vous sachiez enfin que comme texture, les étoffes de laine, épaisses, moelleuses, à larges mailles, sont plus chaudes que celles qui sont serrées et minces ; elles sont également de mauvais conducteurs. Le cuir est aussi un mauvais conducteur du calorique et le bois un plus mauvais encore. Nous allons tirer parti de tout cela, retenez-le bien.

Je vous ai dit, mes enfants, que la température du corps humain est de 37 degrés. Pour l'entretien de la santé, et pour le maintien de la vie, il est nécessaire que cette température ne s'éloigne pas trop, ni en plus ni en moins, du niveau que la nature lui a fixé. Dans les saisons froides, c'est donc aux vêtements qui s'opposent le plus à l'issue au dehors de la chaleur qui nous est propre, et qui nous garantissent le mieux contre le froid qui nous frappe, qu'il nous est nécessaire de recourir ; et vous savez que ce sont les vêtements de tissus de laine, moelleux, épais et de couleurs blanches ou claires dont il faut se servir pour cela. Mais, comme la mode s'est généralement prononcée pour la couleur noire, surtout pour les vêtements des hommes, si vous ne voulez pas que le calorique de votre corps s'échappe rapidement par ces vêtements à cause de leur couleur, vous les ferez doubler de flanelle blanche ou de teinte claire, et vous aurez atteint le but : vous aurez très chaud. Inutile de vous parler de ceux qui, dans les saisons chaudes, doivent être préférés, vous connaissez parfaitement celles des étoffes que le calorique traverse avec le moins de facilité et qui réfléchissent le mieux la chaleur qui nous vient du dehors. Seulement, comme dans nos contrées nous passons très souvent, et d'une manière subite, d'une température élevée à une température beaucoup plus basse, les vêtements faits d'étoffes de laine, mais très légers, et de couleurs claires également, sont ceux auxquels constamment il conviendra de recourir...

Les savants, mes chers amis, nous ont indiqué toutes ces excellentes choses ; mais la nature l'avait dit à tous avant eux. Voyez les oiseaux, beaucoup ne tapissent-ils point leurs nids, de plumes, de duvets, de substances se laissant d'autant moins facilement traverser par la chaleur de la couvée, que ces oiseaux produisent dans une saison plus froide, ou dans les régions glacées du nord. Les oiseaux, dans le nord, sont blancs ; les animaux aussi : leur chaleur se conserve donc mieux... Le noir, se laissant plus facilement traverser par le calorique, que ce calorique vienne du dehors ou qu'il provienne de nous, un habillement de drap noir sera donc insupportable au soleil par le calorique qui viendra s'ajouter au nôtre. Par contre, il sera très bon à l'ombre, puisque, à son tour, le calorique de notre corps le traversera avec la même facilité. Souvent même, ce calorique le traversera trop vite, surtout si nous descendons dans une cave, ou si nous séjournons en un endroit trop frais. C'est donc, je le répète, la couleur claire qu'il convient de préférer. D'un côté, elle défend mieux des rayons du soleil; de l'autre, étant à l'ombre, elle conserve mieux la chaleur du corps...

Tirant parti du fait de conductibilité dont je vous parle, quand, dans l'été, ou dans les saisons tièdes, il est nécessaire de conserver de la glace, soit pour un malade, soit pour quelque besoin particulier, il faut envelopper celle-ci dans une épaisse couverture de laine blanche, et la mettre à la cave. Si on la plaçait dans une étoffe de laine noire, la chaleur du dehors traverserait beaucoup plus vite cette dernière, et bientôt la glace serait fondue. Il n'était pas superflu que je ramenasse votre attention sur ce point.

Il est indispensable que les vêtements soient assez larges pour ne gêner aucun de nos mouvements, qu'ils soient tenus dans la plus grande propreté, et changés aussi fréquemment que le besoin le veut...

Il faut, quand la chose se peut, changer

de chemise deux fois par semaine, et, quand cela ne se peut pas, avoir une chemise pour le jour et une chemise pour la nuit. Il est nécessaire que la cravate soit légère, douce, peu élevée et que jamais elle ne soit trop fortement serrée. Une cravate trop serrée gêne la circulation, fait porter le sang à la tête, prédispose aux maladies du cerveau et en fait naître très fréquemment. Trop haute et trop raide, elle peut amener l'engorgement des glandes et déterminer une série d'interminables clous. Les femmes ne portent pas de cravate , elles ne s'en portent pas plus mal et sont bien moins sujettes aux maux de gorge que les hommes.

Les cache-nez, les tours-de-cou, sont utiles, mais dans les temps très froids seulement. L'excessive chaleur qu'ils concentrent, la moiteur qu'ils entretiennent peuvent devenir extrêmement nuisibles. Les individus prédisposés aux congestions, aux maladies cérébrales, doivent, de toute nécessité, s'en priver.

La mode ne s'accorde pas toujours avec l'hygiène, elle veut que le gilet soit ouvert sur le devant, n'importe dans quelle saison ; il faudrait qu'il fût fermé pendant les froids, les organes que renferme la poitrine se trouveraient beaucoup mieux protégés.

Le pantalon ne doit pas être trop montant, ni trop serré de la ceinture ; non plus, il ne doit être à sous-pieds, ni soutenu au dessus des hanches par un lien quelconque ; les organes digestifs ne s'accommodent pas d'une forte pression ; de mauvaises digestions s'en suivent et, bien souvent, le cancer de l'estomac ne reconnaît pas d'autre cause.

Il faut changer de bas au moins deux fois par semaine ; les pieds se salissent vite à cause de la marche et de la transpiration si désagréablement odorante que chacun connaît. La jarretière doit être placée au dessus du genou et non au dessous comme on le fait généralement. Cette dernière manière de faire est une grande cause de varices ; vous savez ce que c'est, n'est-ce pas ?

La chaussure sera de cuir ou de bois ; sera plus ou moins chaude selon la saison. Mais, en tout temps, la coiffure sera très légère... S'il importe que les pieds soient maintenus chauds, il n'importe pas moins que la tête reste fraîche ; ceci, vous le savez, est passé en proverbe, et le précepte est excellent. Une très bonne habitude, c'est celle de rester nu-tête continuellement, la nuit comme le jour. La femme perd moins vite ses cheveux que l'homme, cela tient sans aucun doute à ce qu'elle reste presque toujours tête nue. Pour la nuit, elle ferait bien de maintenir sa chevelure au moyen d'un filet...

Le chapeau est préférable à la casquette

pour la coiffure de l'homme; celle-ci ne protége pas assez le cou, les oreilles, les yeux, ni la figure ; elle se crasse très vite; elle presse continuellement sur le sommet de la tête, ce qui peut puissamment contribuer à la perte prématurée des cheveux; il importe donc d'éviter et cette crasse, et cette pression...

Je ne vous dis rien de particulier touchant l'habit, la redingote, le pardessus, etc. Les considérations qui se rattacheraient à ces vêtements rentreraient dans les données générales que je viens de tracer. Quant à la blouse, c'est un excellent vêtement. L'été, la blouse est fraîche; l'hiver, elle tient chaud. La blouse a en outre le notable avantage de garantir de l'humidité, de n'être pas coûteuse, de pouvoir être entretenue dans toute la propreté désirable; aussi est-elle adoptée par tous les travailleurs et par une infinité d'autres individus.

Pour ce qui est de la flanelle sur la peau, dont l'usage ne se répand pas assez, celle-ci a de grands avantages; elle s'oppose aux refroidissements subits, toujours si préjudiciables à la santé. Dans les temps froids et humides, que de rhumes, que d'inflammations de poitrine, de maux de gorge, de maladies de toutes les sortes surgissent, et qui n'auraient pas lieu si le gilet, si le caleçon de flanelle étaient plus généralement utilisés, d'octobre à avril principalement. Seulement on ne doit prendre la flanelle que sur l'avis de son médecin, et comme elle se salit très-vite, avoir la précaution de la renouveler au moins tous les huit jours. Il est bon de quitter le gilet de flanelle pour la nuit.

Vous, mes petites demoiselles, vous principalement que la première communion transforme presque en de jeunes filles, gardez-vous des corsets dans lesquels on emprisonne toujours trop tôt la taille des personnes de votre sexe. Il importe de laisser la poitrine acquérir tout le développement qui lui est indispensable. C'est dans la poitrine qu'est le foyer de la vie; et, nombre de fois, un corset trop serré, trop prématurément employé, a fait mourir poitrinaires de jeune filles et des jeunes femmes qui, sans cette grande cause de dépopulation, n'eussent point été arrachées à l'affection de leur famille, ou de leurs époux. Mes chères amies, dites donc à vos mères d'attendre bien longtemps encore avant d'enserrer dans un corset une taille qui ne peut qu'y perdre, s'y déformer, une poitrine qui, un jour, n'aura plus assez de place pour des organes qui ont tant à faire, et sans l'intégrité desquels la santé, l'existence ne se peuvent conserver...

Le corset, du reste, doit être fait d'une étoffe résistante, mais souple, sans épaulettes, ni lames métalliques; il ne doit que soutenir, maintenir, et sans jamais comprimer...

Les vêtements de la femme ont toujours péché contre les lois de l'hygiène; la crinoline est venue ajouter encore à leurs dangers. Bien des maladies toutes particulières aux femmes, tiennent aux inconvénients de leurs jupes. Elles peuvent parfaitement s'opposer à ces maladies en adoptant l'usage du caleçon ou du pantalon. Cet emploi du pantalon se répand de plus en plus depuis que la mode en a fait valoir les avantages. Il est à désirer que ce vêtement protecteur s'universalise... Vous, mes petites filles, vous l'adopterez toutes, et, de ma part, vous direz à vos mères et à vos amies d'en faire autant.

Des aliments et des boissons.

Nos corps, mes chers enfants, sont composés de parties molles et de parties dures : de chairs et d'os; on y trouve aussi une certaine quantité de liquides. Les os, semblables à la charpente d'un édifice, d'une maison par exemple, soutiennent ces chairs, et ces dernières, tantôt viandes proprement dites, tantôt organes, tantôt vaisseaux et tantôt nerfs, sont un peu — au principe de vie près, bien entendu — comme les meubles de nos demeures, comme les ustensiles indispensables à nos besoins... Il s'opère en nous un travail incessant d'entretien, de réparation, de déperdition, j'ajoute, et d'accroissement dans l'âge où tout doit progresser; un travail du dedans au dehors, et du dehors au dedans... D'une part, ce travail charrie hors de nous tous les matériaux excédants ou usés dont nous n'avons plus que faire, et dont le séjour plus longtemps prolongé nous deviendrait nuisible; d'autre part, ce travail ramène au dedans de nouveaux éléments d'entretien, d'accroissement et de réparation... Un fluide, le sang, est chargé de porter partout l'entretien, l'accroissement, la vie; il est chargé aussi de reprendre dans son parcours tout ce qui ne peut plus rester en nous. D'autres liquides extraits du sang, sont destinés à des besoins que peu à peu vous arriverez à comprendre. Le lait provient du sang, en proviennent également, cette liqueur gluante qui humecte les extrémités osseuses qui constituent nos jointures — nos articulations, — et les larmes sans lesquelles les paupières ne pourraient, comme elles le font, glisser presque incessamment sur les yeux, etc...

Vous venez de le voir, nos corps perdent continuellement, et, continuellement, ils réparent les pertes qu'ils ont faites; c'est à cette condition que nous devons d'exister. Le machiniste, l'horloger, graisse, entretient, répare les rouages de la machine dont il connaît parfaitement les fonctions : il remet un pivot, une dent, etc... De même, Celui qui peut tout, veille sans cesse sur la machine qui nous constitue; il en répare les pièces usées, les remplace par d'autres, nous débarrasse de tout ce qui nous serait nuisible et redonne partout le souffle vivificateur sans lequel bientôt il n'y aurait plus que le néant... La plante vient de la terre, se nourrit de la terre, redevient de la terre. Nous, nous vivons de la plante, des animaux que la plante nourrit, et nous redevenons ce que redevient la plante : telle est la grande, l'immuable loi à laquelle sont soumis tous les corps organisés...

Les deux grands règnes de la nature, le règne végétal et le règne animal constituent donc la nourriture de l'homme; un autre règne, le règne minéral, vient y ajouter sa part d'action : je veux parler du sel, qui contribue d'une manière si puissante à la digestion et à l'assimilation des aliments; je veux parler aussi du fer, du phosphore et du soufre, etc., qui, renfermés dans les substances alimentaires, sont destinés au renouvellement de matériaux semblables qui entrent dans la composition de nos tissus. Tout ceci vous paraît bien extraordinaire, n'est-ce pas?... Du soufre, du fer et du phosphore dans notre économie!... Cela est cependant, et il est indispensable que cela soit; notre cerveau, par exemple, contient une grande quantité de ce dernier : souvent, dans les cimetières, il se dégage des gaz qui s'enflamment à l'air et qui produisent ce qu'on appelle des *feux follets*, des furolles; ces gaz sont composés d'hydrogène et de phosphore; ils proviennent des corps en putréfaction, et notamment de la substance cérébrale. Dans des temps d'ignorance et de superstition, ces flammes, ces feux nocturnes, c'étaient des âmes en peine qui revenaient vers nous; c'étaient des sorciers qui nous apparaissaient; la science, depuis longtemps, a porté sa lumière sur ce fait et en a fait disparaître le prétendu surnaturel.

Nous nous nourrissons de pain, de viandes, d'œufs, de lait, de légumes et de fruits... Un mot sur chacune des substances alimentaires les plus généralement usitées parmi nous.

Le pain.

Le pain est la base de notre nourriture; c'est un aliment complet, un aliment qui renferme tous les éléments dont nous sommes constitués; ce qui ne veut pas dire cependant que son usage exclusif ne constituerait pas une alimentation insuffisante, ne finirait pas par devenir préjudiciable à la santé. Vous savez que le pain se fait avec la farine du blé, et que, souvent, on y ajoute une certaine quantité de farine de seigle, d'orge et même d'avoine dans les moments de pénurie. On a aussi, dans des temps de rareté du blé, augmenté le rendement du pain par l'addition de la pomme de terre, ce qui est plutôt nuisible qu'utile à la santé... Le pain n'est donc pas toujours ce qu'il devrait être : un composé de la seule farine de froment. J'aurais beaucoup à vous dire à l'occasion du pain; je me bornerai à vous faire connaître que le boulanger y introduit parfois des substances étrangères pouvant faire beaucoup de mal; que trop souvent il ne le fait pas assez cuire, et qu'il emploie dans le pétrissage une beaucoup trop grande quantité d'eau, et cela, pour faire poids... Le pain, jamais ne devrait renfermer plus de 33 parties d'eau pour 100; il en contient très souvent 40 et même davantage; voyez de combien de substance nutritive on se trouve privé quand de pareilles fraudes ont lieu : je dois vous dire encore que le pain blanc lui-même, le pain fait de farines trop minutieusement blutées ne laisse pas d'avoir de notables inconvénients. Le son n'est pas inutile dans le pain, tout au contraire; par son interposition entre les molécules de la substance nutritive, il augmente les points de contact de celle-ci avec les organes chargés de son élaboration, et, par conséquent, la digestibilité et l'action nutritive du pain. Le son donne au pain une saveur beaucoup plus agréable; il le maintient plus longtemps frais, et a la propriété de rendre plus régulière et plus facile la fonction qui porte au dehors le résidu constitué par les matières dont les organes digestifs n'ont plus rien à retirer. Il faut donc bien se garder de priver la farine de tout le son, comme on le fait trop généralement aujourd'hui.

Vous ne pensiez pas, dites-vous, que le pain pût être falsifié avec de l'eau, rien n'est plus vrai cependant, et cette fraude s'opère à peu près journellement... Déjà nombre de fois, j'ai signalé cette manutention coupable qui porte un si grand préjudice à la santé et aux intérêts des individus... Vendre de l'eau pour du pain!... Ingérer une notable quantité d'eau en lieu et place de la partie nutritive que cette eau remplace dans le pain! Et encore, faire usage d'un pain qui est loin du degré de cuisson qu'il doit avoir; tout cela est excessivement malheureux...

Il serait bien à désirer, mes enfants, que l'œil de l'autorité fût incessamment et plus largement ouvert sur les diverses falsifications qui se commettent journellement à l'occasion des substances alimentaires en général, et du pain en particulier; il serait plus à désirer encore que, comme par le passé, toutes les ménagères reprissent l'excellente habitude de faire elles-mêmes le pain de la maison. Dites donc à vos mères combien il serait avantageux de revenir à cette habitude dont elles ont vu leurs mères se montrer si justement fières: économie, valeur nutritive, santé, tout y gagnerait... Que de fois n'avez-vous pas entendu dire par vos pères : assurément le pain de ménage tient plus au corps que le pain du boulanger, il nourrit beaucoup plus... Cela est vrai; que l'on y revienne donc... Le peuple ne comprend point assez tout ce que l'on gagnerait à préparer chez soi une foule de choses alimentaires dont, peu à peu, et bien à tort, on a cessé de s'occuper; le progrès y ramènera, je l'espère...

En terminant ces notions sur le pain, je dois vous dire que la croûte de celui-ci est beaucoup plus nourrissante que la mie. Des chimistes très distingués prétendent même que cette croûte renferme plus de principes nutritifs que la viande... Sans rechercher si ces savants ne vont pas un peu loin quand ils prétendent que si le jus de viande contient 5 à 6 pour 100 d'azote, de ce principe indispensable à la nourriture de l'homme, la croûte de pain en contient de 7 à 8 et la mie seulement de 2 à 3. Vous n'en appréciez pas moins, n'est-ce pas, qu'il faut bien se garder de jeter au loin la croûte de son pain, ainsi que le font journellement une foule d'individus, qui se privent de la sorte d'un aliment bien précieux.

Les viandes.

Les viandes peuvent être divisées en viandes de boucherie : bœuf, vache, veau, mouton et porc ; en viandes de basse-cour : volailles ; en viandes de plaines : gibier ; et en *viandes* d'eaux : poissons et oiseaux aquatiques.

Mon intention n'est pas de vous parler avec détails de chacune de ces viandes, cela m'entraînerait trop loin ; je me bornerai aux quelques explications que voici :

Les viandes des jeunes animaux, et, quelle qu'en soit l'espèce, sont moins nourrissantes que celles des animaux faits ; les viandes chargées de graisse, moins que celles qui se montrent plus spécialement charnues ; les molles, moins que les fermes, et les blanches, beaucoup moins que celles dont la coloration est plus prononcée. Une viande rouge, une viande d'un rouge brun, est la plus nutritive de toutes les viandes. Ainsi, mes enfants, à la seule inspection d'une viande vous pourrez apprécier de suite sa plus ou moins grande richesse en principes susceptibles de s'assimiler en nous. Le bœuf est plus nourrissant que le veau : sa chair est plus ferme et plus rouge ; le lièvre nourrit plus que le bœuf : sa chair aussi est plus foncée ; de même pour les autres viandes. La chair du poisson est, en général, moins nourrissante que celle des autres animaux, et bien des estomacs ne la digèrent qu'avec la plus grande difficulté... Le mouton est plus nourrissant que le porc. Ce dernier est même un assez médiocre aliment ; c'en serait un bien mauvais s'il avait été nourri de viandes d'équarrissage comme cela a lieu trop de fois. Le porc est un carnivore, et vous savez tous combien la nature nous inspire d'aversion pour les carnivores : nous ne mangerions pas de viande de chien, de chat, etc. Cette répulsion vient d'en haut, soyez-en sûrs ; aussi, chacun en tient-il compte... On peut faire entrer la viande de porc en certaine proportion dans sa nourriture, mais il deviendrait dangereux de s'en nourrir exclusivement, même quand l'animal serait alimenté comme on le fait le plus habituellement.

Il n'est pas inutile que vous sachiez que le porc peut être atteint de deux affections vermineuses, l'une, la ladrerie, maladie dans laquelle on trouve, principalement dans les chairs de l'animal, des petits boutons blancs ou bleuâtres qui renferment une espèce de ver appelé cysticerque qui ressemble à une petite vessie pleine d'eau ; l'autre, qui n'a pas reçu de nom particulier, et qui consiste dans la présence, seulement dans les chairs de la bête, d'une notable quantité de vers microscopiques que l'on nomme trichines parce qu'ils sont fins comme des crins...

Outre que la viande du porc ladre est molle, glutineuse, peu nutritive, cette viande, qui croque sous la dent quand elle est cuite, peut déterminer des indigestions, des coliques, des diarrhées, même des affections scorbutiques dans certains cas... Mais, une particularité qu'il m'importe surtout de vous faire connaître, c'est que si le ver de la ladrerie était avalé vivant, il en résulterait la production d'un tœnia, vulgairement connu sous le nom de ver solitaire ; des expériences répétées ne laissent aucun doute sur ce point.

Pour ce qui est des trichines, elles sont avalées sous forme d'œufs, elles éclosent dans l'estomac et les intestins, donnent lieu à de graves maladies ; et on en retrouve des quantités plus ou moins grandes dans les chairs, les muscles des individus... Mais, rassurez-vous, mes enfants, les maladies vermineuses dont je vous parle, ne sont pour les porcs de nos localités que de très rares exceptions ; et puis, comme ce n'est qu'à l'état de vie que les espèces de vers dont je vous entretiens peuvent surtout être nuisibles à l'homme, il importe de faire *parfaitement cuire* toute viande de porc, et de bien se garder de manger du lard, du jambon ou du saucisson cru, etc., comme certaines personnes le font assez fréquemment. De cette manière, en supposant même la présence de cysticerques ou de trichines dans la viande dont on doit faire usage, ces parasites seront morts, et, par conséquent, dans l'impossibilité de se reproduire et de rendre malade. Une chaleur de 62° à 65° centigrades en détruit infailliblement tous les germes...

Les harengs saurs, les viandes fumées sont lourdes, indigestes : ce sont de mauvais aliments. Les saucissons fumés, les boudins, le fromage d'Italie, etc., qui sont préparés depuis un certain temps, deviennent parfois de violents poisons ; il faut donc constamment se tenir en garde contre ces vieilles charcuteries. Bien des personnes déjà, ont succombé à la suite de leur emploi.

Les œufs sont d'excellents produits alimentaires; ils sont d'une digestion facile quand ils sont frais et modérément cuits; mais, cuits durs, ils se digèrent très difficilement. Le mieux qu'il convient de les manger dans cet état, c'est de les convertir en salade...

Le lait est un très bon aliment pour les enfants et pour tous ceux qui le digèrent bien... Il y a, comme vous le savez, deux produits qui viennent du lait: le beurre et le fromage.

Le beurre frais est un aliment assez agréable. Le vieux beurre, le beurre rance peut faire beaucoup de mal ; mais l'excès du beurre, même du meilleur, fatigue beaucoup d'estomacs, et peut à la longue déterminer plusieurs affections graves du foie.

Le fromage est plus nourrissant que le beurre, mais il se digère difficilement, et l'abus que l'on en ferait, serait aussi très préjudiciable à la santé...

En vous parlant du lait, je ne dois pas vous laisser ignorer que celui-ci et plus ou moins riche, plus ou moins digestible suivant les différents temps de la traite auxquels il peut appartenir.

Si l'on divise en trois temps la traite d'une vache, et qu'à chacun des temps on place dans un vase différent chaque portion de lait obtenu, le premier tiers de ce lait est d'un blanc bleuâtre, il contient beaucoup de sérum — petit lait, — peu de caséum — fromage, — et c'est à peine si l'on y rencontre quelque trace de beurre. Le second tiers est blanc, il contient beaucoup moins de sérum, beaucoup plus de caséum, et une certaine quantité de beurre. Le troisième tiers offre une couleur aunâtre très prononcée, il ne contient presque plus de sérum, on y trouve toujours une notable quantité de caséum, mais le beurre y prédomine d'une manière très marquée; ce dernier lait en contient trois fois et demie autant que le premier... Ces différentes données vous seront très utiles un jour... C'est principalement dans l'alimentation des nouveaux-nés, des enfants faibles et dans celle des convalescents qu'elles peuvent rendre les plus immenses services. Vous savez tous, n'est-ce pas, que quand on porte du lait à l'ébullition, et qu'ensuite on le laisse refroidir, il se forme à la surface une peau blanche, une sorte de membrane d'une certaine épaisseur et d'une résistance assez grande; c'est membrane, c'est du caséum. L'ébullition offre donc un moyen de plus d'atténuer la force du lait, de le rendre plus léger... Pour ce qui est de l'extrême richesse du dernier lait, la connaissance de ce fait sera, dans les ménages, bien des fois aussi utilisée.

Sans vous faire un cours de cuisine, je dois vous dire cependant que les viandes grillées ou rôties sont plus nourrissantes et plus digestibles que préparées autrement ; que le rôti fait à la broche et rapidement saisi par l'ardeur d'un bon feu, est préférable à celui que l'on fait cuire au four, ou à l'étuvée, à *l'étouffée,* comme on le dit ici ; que les viandes hachées cuites de cette dernière façon, sont généralement d'une digestion difficile ; et que les fricassées sont lourdes, sont indigestes pour un assez grand nombre d'individus.

Quand on veut préparer un bouillon très nourrissant et bien savoureux, il faut, et cela est indispensable, il faut placer la viande dans de l'eau froide, porter à la plus lente ébullition qu'il est possible, faire bouillir longtemps et à très petit feu, et de manière que le liquide ne fasse que *sourire* : l'expression est consacrée. On obtient de la sorte tout le principe nutritif de la viande qui se trouve en solution dans l'eau, et l'on a un bouillon de premier choix ; seulement, et cela se conçoit, la viande est sèche, résistante et ne renferme presque plus de principes nourrissants... Au contraire, quand on met la viande dans l'eau bouillante, ou qu'on verse de l'eau bouillante dessus, la chaleur coagule immédiatement à sa surface tout ce qui est susceptible de se coaguler, toutes les issues se trouvent fermées comme par autant de petits bouchons, et les principes nutritifs sont emprisonnés à l'intérieur. Si c'est du bouillon que l'on prépare en suivant ce procédé, ce bouillon est bien pauvre, on l'apprécie parfaitement, mais on apprécie en même temps toute la valeur nutritive qui reste à la viande.

Beaucoup de ménagères ont l'habitude de

verser de l'eau bouillante sur la viande de leur pot-au-feu et de l'eau froide sur celle de leurs fricassées ; il en résulte donc absolument l'inverse de ce qu'elles veulent : elles concentrent dans la viande du bouillon la majeure partie des principes que celui-ci devrait contenir ; et, elles font perdre à celle de leurs fricassées les parties succulentes qu'il importe d'y renfermer, ce qui, surtout, les rend dures, coriaces, difficiles à digérer comme je vous l'ai déjà dit... Vous pourrez maintenant renseigner vos mamans sur toutes ces petites choses qui, vous le comprenez, ne manquent pas de portée...

Les légumineux.

On donne surtout le nom de *légumineux* ou de graines légumineuses, aux pois, aux fèves, aux haricots et aux lentilles... Je vous ai dit qu'il est on ne peut plus facile de juger immédiatement de la valeur nutritive d'une viande quelconque, et cela, par la coloration plus au moins prononcée que présente cette viande. Sachez donc de suite que de toutes les substances alimentaires de provenance végétale, celles qui se développent dans des cosses sont les plus nutritives. Les pois, les fèves, les haricots et les lentilles doivent être placés au premier rang. Aussi, a-t-on dit de ces substances qu'à juste titre elles peuvent être considérées comme *la viande* du pauvre et du travailleur. En effet, si nous comparons entre eux la quantité, les principes nutritifs des aliments de provenance végétale, nous trouvons des différences d'une immense importance, et nous regrettons bien vivement que depuis une quarantaine d'années principalement, on n'ait pas tenu assez compte de cette différence dans la valeur nutrive de ces aliments. C'est ainsi que le groupe légumineux dont je viens de parler, renferme de 24 à 25 parties pour cent du principe sur lequel on se base pour formuler le pouvoir nutritif des substances alimentaires; tandis que la pomme de terre qui, à peu près partout, a été substituée à ces légumineuses, n'en renferme guère qu'*une partie et demie* — 1,60. — Voyez donc de combien elle est moins nourrissante que les haricots, les lentilles et les deux autres graines du groupe... Qu'observe-t-on en général à cette occasion? On observe que, peu à peu, l'alimentation s'est montrée de plus en plus insuffisante pour le travailleur; que force a été à celui-ci d'introduire dans son régime tout autant de viande qu'il lui a été possible de le faire, ce qui a fait doubler le prix de cette dernière, à cause de son extrême consommation. On a remarqué encore, et cela devait être, que l'insuffisance de l'alimentation et l'impossibilité de combler cette insuffisance, a rendu de plus en plus nécessaire l'intervention d'un principe excitant dont l'absence se faisait vivement sentir : de là cet emploi excessif des alcooliques, cette épouvantable progression de l'ivrognerie...

Dans plusieurs de nos petites communes environnantes, où la plupart des ménages ne mangeait guère de la viande de boucherie que quatre fois par an, et où la base de la nourriture, c'étaient les haricots, et ce qu'ils appelaient le *pois gris*, qui n'est autre que la bisaille, ou y était fort, d'une bonne santé, et les cas de longévité s'y multipliaient d'une manière remarquable. Il n'y avait pas de débitant d'eau-de-vie, dans ces localités ; on en connaissait à peine l'usage... Aujourd'hui, on y mange de la pomme de terre, de la viande quand on le peut ; on y boit de l'eau-de-vie en quantité effrayante ; s'y porte-t-on mieux, y est-on plus fort, y vit-on plus longtemps?... Non, mille fois non... Vous le voyez, mes chers enfants, on a eu plus grand tort d'abandonner la culture des légumineuses pour étendre comme on l'a fait celle de la pomme de terre. L'usage de cette dernière est donc loin de présenter les avantages nutritifs que généralement on lui croit ; son emploi presque exclusif ferait même beaucoup de mal. Sous l'influence d'une pareille alimentation on devient faible, débile, au physique comme au moral ; cela veut dire que les bras n'ont pas la force de travailler, et que l'esprit manque d'énergie pour diriger et pour donner l'impulsion... Les exemples abonderaient ici si je voulais vous en citer.

La chair fait la chair ; on a dit cela de tout temps, et cela est vrai. C'est avec la viande que nos organes font les muscles, ces masses charnues qui nous font mouvoir, qui nous donnent la faculté de travailler. La viande renferme 26 0/0 du principe qui fournit ces muscles. La pomme de terre n'en contient, comme vous le savez, que 1,60.

La valeur nutritive des légumineuses se rapproche beaucoup de celle de la viande ; cela est vrai, mais il est vrai également que la viande l'emporte en richesse nutritive, et notablement plus que ne l'établissent les chiffres que je viens de donner ; la raison en est que la viande cède plus entièrement ses principes assimilables que ne le font les graines légumineuses ; la digestion de la première s'opère avec une bien plus grande facilité que celle des secondes, ce qui n'empêche pas ces dernières de l'emporter de beaucoup sur la pomme de terre, ainsi que je viens de vous l'établir... Il faut donc considérer aussi dans les aliments leur digestibilité et leur faculté d'assimilation... Quoi qu'il en soit, et vous le voyez tous, de suite, n'est-ce pas, il y aurait un immense bien à opérer, un bien qui partout se ferait sentir : ce serait de cultiver en grand les pois, les haricots, les fèves et les lentilles. Le prix de ces denrées deviendrait bientôt à la portée de tous les ménages. Mieux éclairés, un grand nombre d'ouvriers cultiveraient ceux nécessaires à leur usage. Le prix de la viande baisserait également, il en serait de même de celui de la pomme de terre, et bientôt l'alimentation cessant d'être insuffisante, l'usage des alcooliques cesserait de creuser de plus en plus chaque jour la plaie hideuse, l'ulcère sordide qui ronge au cœur l'individu, la famille et la société ; l'homme, assurément, reviendrait à la tempérance : le bien-être entre pour beaucoup dans l'amélioration morale des individus...

Celui dont la parole serait assez puissante pour faire revenir les populations à la culture en grand des si nutritives graines dont je vous entretiens, rendrait à son pays un service incalculable, mériterait beaucoup de l'humanité... Si je pouvais contribuer à ce précieux résultat !... En attendant qu'un pareil bienfait s'opère et se généralise, qu'il commence donc à se montrer au milieu de nous... Dites à vos pères, dites à vos mères, dites à vos voisins, à vos amis tout ce que je viens de vous enseigner... Répétez-le leur, et ne vous lassez point; il vous est peut-être donné de beaucoup faire pour la réalisation de ce bien; c'est peut-être à vous qu'on devra de voir bientôt se répandre partout la culture de ce groupe alimentaire d'une valeur si marquée. Puisse donc le germe qui tombe sur vous au milieu de cette causerie, pousser de profondes racines et produire tous les fruits qui sont en lui...

Malgré ce que je viens de vous dire de la pomme de terre au sujet de son peu de valeur alimentaire pour ce qui est de la production des muscles et de la réparation du principe qui donne de l'activité à l'organe qui commande : au cerveau, ce tubercule n'en est pas moins un aliment précieux. Ajouté à la viande, il tempère l'action trop excitante de celle-ci, à l'égard d'un grand nombre d'individus. Les grands mangeurs de viande feraient bien de toujours lui associer la pomme de terre ; ils éviteraient de la sorte un grand nombre de maladies. La pomme de terre est un aliment respiratoire qui doit brûler ce que la viande laisse de trop dans les tissus.

Le riz est supérieur à la pomme de terre, il est à cette dernière comme 6,44 est à 1,60. C'est un bon aliment dont cependant il ne faut pas abuser. On accuse le riz de donner naissance à des affections fort graves, quand on le fait entrer pour une trop forte proportion dans son alimentation.

Les choux, les carottes, les navets, les asperges, les artichauts, l'oseille, les épinards; et, en général, toutes les autres herbes et racines potagères, n'ont pas une très grande valeur nutritive. Ce sont de bien bons aliments cependant dont l'association à différents autres est éminemment utile à la santé. Il faut que vous sachiez, mes enfants, que la variété dans les aliments et, à juste titre, considérée comme la condition indispensable d'une bonne santé ; ce précepte jamais ne doit être perdu de vue.

L'artichaut cuit est beaucoup plus facile à digérer que mangé cru ; c'est un bon aliment. L'asperge est un bon aliment aussi, seulement, il importe de savoir que l'asperge porte beaucoup sur les organes urinaires. Ceux qui ont quelque chose de malade de ce côté ne doivent en faire usage qu'avec une grande circonspection.

L'ail, les ognons et les porreaux, contiennent un principe âcre qui les rend excitants — les deux premiers principalement ; — cuits, il le sont beaucoup moins, mais, pour bien des individus, ils sont lourds, indigestes et donnent une grande quantité de vents.

Les salades sont indigestes, nourrissent peu, se digèrent assez difficilement. Leur plus grande utilité, c'est de faciliter la digestion des viandes et de diminuer la trop grande excitabilité de celles-ci.

Les radis sont indigestes, et ils le sont d'autant plus qu'on les prive davantage de leur écorce, laquelle renferme un principe excitant qui aide beaucoup à leur digestion.

En vous parlant des viandes, je vous ai dit un mot sur la manière d'en obtenir le plus avantageusement ceux des principes qui nous sont nécessaires; je dois vous faire connaître ici que pour retirer des graines légumineuses, les plus grands avantages possibles, il faut placer dans de l'eau *de pluie froide*, la quantité qu'il s'agit de faire cuire, porter lentement à l'ébullition et faire bouillir doucement jusqu'à cuisson parfaite, absolument comme on à fait pour le pot-au-feu. Ce bouillon est excessivement riche en matière nutritive et donne une soupe des plus profitables qu'il faut bien se garder de négliger. Quant aux graines elles-mêmes, à cause d'un inconvénient que chacun connaît, et pour les rendre d'une digestion beaucoup plus facile, il est indispensable de les passer, afin de les priver de leur enveloppe, et de les convertir en purée.

Si l'usage du groupe légumineux sur lequel j'insiste tant, redevenait général, l'industrie aurait bientôt imaginé quelque machine simple pour arriver facilement à leur mise en purée. On pourrait aussi les réduire en farine, on l'a déjà fait pour plusieurs et plus particulièrement pour l'un d'eux... Depuis plusieurs années, il n'est bruit dans les journaux que d'une substance alimentaire qui guérit à peu près toutes les maladies; et les mille trompettes de la réclame assourdissent chacun d'un nombre impossible de guérisons que l'on doit à cet heureux aliment que la science a fait connaître enfin : c'est tout bonnement de la *farine de lentilles*... Est menteuse, et très menteuse, la masse de guérisons citées — cela n'est pas douteux; — mais un fait précieux n'en reste pas moins acquis, c'est que la farine de lentilles est un bon aliment, un aliment qui se digère bien, qui répare les forces et qui a rendu des services qu'il ne serait pas possible de contester. Un homme capable a été frappé de la valeur nutritive de la farine de lentilles ; il a exploité cette farine, il a réussi ; seulement, il a fait payer au centuple un produit que nous pouvons nous procurer à très bas prix... Que l'exemple de cet industriel contribue donc à faire revivre dans l'esprit de tous, le pouvoir nutritif d'un genre d'aliment trop oublié de nos jours.

Semblables à la chair des jeunes animaux, les graines légumineuses, avant la maturité, sont bien moins nourrissantes que quand elles ont acquis tout le degré de développement qui leur est propre; mais elles sont alors beaucoup plus faciles à digérer.

Si je vous ai parlé d'eau de pluie pour la cuisson des légumineux secs, c'est parce que dans les eaux de nos puits ils cuisent à peine, ils durcissent même plutôt qu'ils ne se ramollissent, cela tient aux sels de chaux que contiennent ces eaux. Un petit moyen qui n'est pas à dédaigner quand on est forcé de se servir de telles eaux, c'est un petit nouet de cendres du foyer ou une petite poignée de feuilles d'oseille que l'on met dans la marmite en même temps que les graines à faire cuire; elles y cuisent réellement mieux; une grande partie de la chaux contenue dans l'eau se trouve décomposée par les sels de la cendre ou par ceux de l'oseille... Cette dernière plante mérite ici une mention particulière. L'usage trop considérable de l'oseille est susceptible d'amener des maladies articulaires, et de petites pierres dans les organes chargés de sécréter l'urine; etc. Les goutteux et les graveleux feront donc bien de ne jamais manger d'oseille, ou du moins d'en manger bien peu...

Vous dirai-je maintenant que le déjeuner de beaucoup de personnes se compose de café au lait ou de chocolat? Vous ferai-je connaître que le chocolat, le bon chocolat, est plus nutritif que le café, et qu'il réussit à la plupart des estomacs?... Déjà vous avez entendu dire cela nombre de fois.

Je ne vous parle pas des champignons. Heureusement ils ne sont guère connus que de nom dans nos localités. Si je vous en parlais, ce serait pour vous dire de n'en jamais manger. Les empoisonnements presque journaliers qu'ils déterminent, doivent rendre plus que prudent à leur occasion. Ceux qui en mangent devraient toujours, au préalable, et avant leur cuisson avec les aliments, les faire macérer pendant deux heures dans le double de leur poids d'eau, fortement salée ou vinaigrée, les laver à grande eau au sortir de ce bain, les faire bouillir pendant une demiheure, les laver de nouveau et les essuyer avec le plus grand soin. De cette manière, ils éviteront tout accident... Des champignons vénéneux, préparés de la sorte, ont pu être ingérés impunément...

Les vases dans lesquels on prépare les aliments doivent être tenus dans la plus extrême propreté. Ceux de cuivre doivent être soigneusement étamés, et, constamment, il faut bien se garder d'y laisser refroidir ou séjourner les substances alimentaires que l'on y a préparées; il ne faut qu'un petit endroit dépourvu d'étamage pour qu'il se produise un empoisonnement. Les poteries de terre vernissées au plomb peuvent aussi déterminer des empoisonnements. Il en est de même des mesures d'étain et des syphons d'eau de Seltz, quand ils recèlent une trop grande quantité de plomb, il en est de même encore des tuyaux de plomb employés pour conduites d'eau, et des terrasses faites en même matière et à l'aide desquelles on recueille les eaux pour les citernes; il n'est pas jusqu'au plomb dont on se sert pour rincer les bouteilles dont quelques grains laissés dans ces dernières ne puissent amener les plus terribles accidents... Il est bon que vous soyez prévenus de tout cela.

Les fruits.

Les fruits sont des produits des plus agréables, et même des plus utiles. Seulement, il en est des fruits comme de toutes les substances alimentaires, il ne faut pas en abuser. Bien mûrs, à l'état de crudité ou de cuisson, les fruits constituent d'excellents desserts. Mais, mangés avant la maturité, comme le font un bien grand nombre d'enfants, les fruits donnent des vers, fatiguent les organes de la digestion, appauvrissent le sang, déterminent un grand nombre de maladies ; c'est vous dire combien il importe de n'en pas faire usage à cette période encore trop peu avancée de leur végétation.

Condiments ou assaisonnements.

Le sel, le poivre, les acides, le sucre, etc., sont ajoutés aux aliments pour les mieux approprier au goût de chacun, pour les rendre plus digestibles, pour que les organes chargés de les élaborer leur enlèvent une plus grande quantité des principes nutritifs qui les constituent. Je dois vous dire cependant que toutes ces substances ne doivent jamais être employées avec excès. Rien n'est nuisible à la santé comme de trop saler, de trop poivrer ou de trop vinaigrer les aliments. Il n'est pas jusqu'au sucre lui-même dont l'usage excessif ne soit susceptible de nuire à la santé.

Pris avec excès, le sucre fatigue, irrite l'estomac, ôte l'appétit, donne de mauvais sucs, des digestions pénibles, des renvois acides, des douleurs épigastriques, de la diarrhée ; il détermine une pléthore — surabondance de sang — générale ou locale, d'où, fréquemment, le crachement de sang et les congestions au cerveau. Il peut contribuer puissamment à donner naissance à différentes affections morbides graves de l'enfance : les dartres, les scrofules, le ramollissement des os, etc. C'est donc à tort que l'on dit du sucre qu'il ne fait mal qu'à la bourse; et l'on ne saurait trop répéter aux mamans qu'il est bien dangereux de donner aux enfants toutes les sucreries dont un si grand nombre d'entre elles les bourrent... Qu'elles en soient mille fois persuadées, elles leur font beaucoup de mal; elles les exposent à tous les inconvénients et aux maladies graves dont je viens de parler. Il est des sucreries coloriées qui sont de véritables poisons...

Je vous le dis ici, mes bons amis, vous en ferez votre profit, gardez-vous de l'usage abusif du sucre, et si vous devenez malades, ne sucrez jamais trop vos tisanes. Le sucre et les sirops pris en trop grande quantité augmentent constamment la chaleur et la fièvre; ils augmentent la toux, les rhumes, les inflammations des voies respiratoires — c'est tout le contraire de ce que l'on croyait autrefois; — les poumons doivent brûler tout le sucre que l'on ingère; celui-ci ne peut être brûlé sans un surcroît de travail de la part de l'organe malade, et sans une augmentation de la chaleur déjà si considérable. Il faudrait mettre le poumon au repos le plus complet qu'il serait possible, et on le fait travailler davantage; il faudrait diminuer l'intensité de la chaleur, et on l'augmente encore. Voyez donc tout le mal que l'on fait. Des savants ont calculé que 500 grammes de sucre, brûlés par l'organisme, y dégagent une quantité de calorique égale à celui que produit dans un poile la combustion de 210 gr. 50 de charbon. Et ils ont fait voir que si les choses se passent dans l'organisme humain comme elles le font à l'égard de l'eau, 100 grammes de sucre peuvent élever la température d'un adulte de 4 degrés et demi.

Dans les maladies inflammatoires, dans les affections de la poitrine surtout, il importe donc de sucrer très modérément les boissons. Le miel, la réglisse, les fruits sucrés, remplissent parfaitement le but, et sans avoir les mêmes inconvénients que le sucre et les sirops.

La moutarde, bien qu'un très bon condiment, serait on ne peut plus nuisible cependant si l'on en ingérait une trop grande quantité. Les corps gras, convertis en fritures, sont les ennemis jurés d'une infinité d'estomacs...

Il est un assaisonnement, les cornichons verts, dont je ne dois pas oublier de vous dire un mot. Quand ce produit est d'un très beau vert, le plus ordinairement il est extrêmement dangereux ; c'est que préalablement, on a fait bouillir les cornichons dans du vinaigre placé dans un vase de cuivre et qu'on les a laissés dans ce vase jusqu'à refroidissement, et jusqu'à ce qu'ils y aient acquis la belle couleur verte qu'on leur veut. De cette façon, un peu de *vert-de-gris* s'est nécessairement formé, qui a donné la couleur verte dont je vous parle, et, vous le savez, le vert-de-gris est un des plus violents poisons. Quand un empoisonnement est produit par des cornichons ainsi préparés, ou par de la soupe ou tout autre aliment que l'on aura eu l'imprudence de laisser refroidir dans un vase de cuivre, soit nu, soit mal étamé, en attendant le médecin, il faut s'empresser de faire vomir le patient en lui châtouillant la gorge avec les barbes d'une plume trempées dans de l'huile, puis de lui faire boire en quantité, d'une solution de 8 à 10 blancs d'œufs dans un litre d'eau. Le blanc d'œuf est le meilleur contrepoison des sels de cuivre. Je ne devais pas vous laisser ignorer cela. Des empoisonnements par le vert-de-gris des cannelles en cuivre des tonneaux à vin ou à cidre, peuvent encore avoir lieu, c'est vous dire combien il faut être soigneux de ces cannelles, qui, toutes les fois que la chose se peut, seraient avantageusement remplacées par des cannelles de bois.

Puisque je viens d'être amené à vous dire un mot des empoisonnements avec les sels de cuivre, je dois vous parler aussi de quelques autres empoisonnements : la mort est si rapide dans la plupart des cas, à cause du retard qu'apporte le plus ordinairement l'absence du médecin, que quelques bons conseils alors peuvent être du plus grand secours. Je vais donc, en quelques mots, vous mettre à même de donner ces quelques conseils.

Dans tout empoisonnement, et en attendant que l'on sache au juste à quel poison on a affaire et que quelqu'un puisse faire mieux, il faut abreuver largement l'individu de cette eau additionnée de blancs d'œufs dont il vient d'être question, et en même temps, faire tout ce qui dépend de soi pour déterminer de nombreux vomissements. Moins il restera de poison dans l'estomac, moins l'empoisonné courra de dangers... A défaut de blanc d'œuf, le lait pourra être employé avec la même abondance.

Si l'empoisonnement est produit par un des acides connus sous le nom d'huile de vitriol, de bleu d'indigo, d'eau forte, etc., il faut de suite faire avaler de l'eau de savon, de la magnésie quand on en a à sa disposition, ou de la craie pulvérisée et délayée dans de l'eau. Vous vous rappelez l'enfant qui a été sauvé de cette manière après avoir ingéré une grande quantité de bleu. Avec le doigt, les barbes d'une plume, etc., il faut faire vomir le plus tôt et le plus abondamment qu'on le peut... Dans les empoisonnements par la chaux, la potasse ou la soude, c'est l'eau vinaigrée, le jus de citron, un acide quelconque, auquel il faut s'empresser d'avoir recours... Les alcalins et les acides se neutralisent les uns par les autres...

Si l'empoisonnement est occasionné par l'arsenic, il faut donner de l'eau avec des blancs d'œufs, de l'eau chargée de magnésie, faire vomir, et si le médecin n'arrive pas, faire demander chez le pharmacien le véritable contrepoison de l'arsenic : l'*hydrate de peroxide de fer*, sur l'administration duquel l'homme de l'art s'empressera de vous renseigner.

Dans les empoisonnements par le sublimé corrosif ou par tout autre sel de mercure, c'est encore aux blancs d'œufs, à la magnésie et aux vomissements qu'il faudra recourir. Je ne laisserai point échapper l'occasion qui se présente de vous parler de l'empoisonnement par le sublimé corrosif, sans appeler votre attention sur une sorte d'empoisonnement du même genre dont bien des enfants déjà ont éprouvé de graves atteintes, dont beaucoup même sont morts...

Il y a des bonbons de chocolat au calomel, il y a des pastilles roses au calomel, etc. Ces préparations que beaucoup de mères donnent à leurs enfants, parce qu'elles n'ont aucune saveur désagréable, et parce que, du reste, elles les croient tout à fait inoffensives, peuvent devenir un violent poison, peuvent se transformer dans l'estomac de leurs enfants en du véritable sublimé corrosif sous l'influence d'une boisson acide quelconque, sous l'influence des groseilles, des cerises, des oranges, etc... Il faut donc s'abstenir de toute espèce de substance ou de boisson acide quand on a pris du calomel, puisqu'à leur contact celui-ci devient immédiatement du sublimé... J'ai à peine besoin d'ajouter, n'est-ce pas, que si le malheur avait eu lieu il faudrait s'empresser de recourir aux mêmes moyens qui ont été conseillés dans l'empoisonnement opéré par ce dernier.

Si, par une cause quelconque, de *la pierre infernale*, nitrate d'argent, avait pénétré dans l'estomac, il faudrait s'empresser de boire de l'eau contenant par litre trente ou quarante grammes de sel de cuisine.

Si l'empoisonnement avait lieu par le phosphore, par des allumettes chimiques, comme cela s'observe de plus en plus fréquemment de nos jours, c'est encore à la magnésie calcinée qu'il faudrait avoir recours, en même temps qu'à la provocation du vomissement. Cette magnésie doit être administrée à haute dose et dans une grande quantité d'eau. L'eau bouillie et refroidie à l'abri du contact de l'air serait préférable, mais il ne faudrait pas perdre un temps précieux à cette ébullition, surtout pour la première administration de l'antidote...

Dans cette sorte d'empoisonnement, il faut bien se garder de faire avaler un corps gras quelconque, on ne ferait qu'ajouter encore à la violence du poison. Le lait serait dont très dangereux... A défaut de magnésie; il faudrait recourir à l'amidon, à la craie, à la décoction ou au lavage de la cendre du foyer. Le blanc d'œuf délayé dans l'eau sucrée, l'eau de savon, sont aussi d'excellents moyens et qu'il ne faut point négliger d'employer...

Dans l'empoisonnement par l'émétique, c'est encore les blancs d'œufs, la magnésie qu'il faut employer, puis une forte décoction d'écorce de chêne. Dans celui par les sels de plomb, la lytharge, le blanc de céruse, etc., il faut provoquer les vomissements à l'aide d'une grande quantité d'eau tiède, puis administrer 30 ou 40 grammes de sulfate de soude dissous dans une bouteille d'eau. Le sulfate de soude, c'est le sel blanc avec lequel deux d'entre vous ont été purgés l'autre jour. Si ce sont des sels d'étain ou de zinc auxquels sont dus les accidents, il faut aussi administrer les blancs d'œufs et la magnésie qui, vous le voyez, sont employés dans la plupart des empoisonnements.

Enfin, un excellent moyen qu'on a partout sous la main, qui peut remplacer la magnésie, et que l'on utilise avec de grands succès dans toutes les sortes d'empoisonnement, c'est le charbon de bois. Il suffit de le réduire en poudre, de le délayer dans de l'eau, et, en attendant mieux, d'en administrer beaucoup au patient. Il est bien entendu d'ailleurs qu'on n'agira de la sorte qu'en l'absence du médecin que, dans tous les cas, il faudra s'empresser de faire demander.

Je ne dois pas terminer ces considérations sur les empoisonnements, sans vous prémunir contre un genre de poison dont vous êtes loin de soupçonner l'existence : les pains à cacheter, les cartes de visites, les poupées, et la plupart des jouets à l'usage des enfants. Les pains à cacheter sont coloriés au moyen de poisons très actifs, beaucoup de cartes de visites renfermant une masse de sels de plomb, la peinture des poupées en renferme beaucoup aussi, et une infinité de jouets présentent de belles colorations vertes dues à l'arsenic et au vert-de-gris, etc. Vous le voyez, il est extrêmement dangereux de porter à la bouche de tels objets, de les y laisser séjourner, et d'avaler une certaine quantité de pains à cacheter, comme beaucoup d'enfants prennent plaisir à le faire, aussi déjà bon nombre d'empoisonnements ont-ils eu lieu de cette manière...

Bien des enfants encore se sont empoisonnés en mangeant des fruits de belladone, fruits qui ressemblent assez à des cerises. Jamais on ne doit manger de ce que l'on ne connaît pas.

Je vous ferai voir de ces fruits afin de vous tenir plus sûrement en garde contre le danger qu'ils présentent.

Des boissons.

Notre corps, vous le savez, est composé de substances dures, de substances molles et de liquides dont le plus considérable, le sang, représente en moyenne la cinquième partie du poids de l'individu — environ 12 à 14 kilogrammes dans l'âge adulte.—Le sang porte partout la vie ; le sang se charge sur son passage de tout ce qui ne pouvant plus vivre doit être expulsé de l'économie ; il est donc indispensable que les pertes qui s'en font se trouvent immédiatement réparées : de là l'impérieuse nécessité des boissons. La faim nous fait sentir le besoin des aliments solides, la soif celui des aliments liquides, et force nous est d'obéir à ces deux puissantes et irrésistibles voix.

L'eau est la boisson des plantes, la boisson des animaux, la boisson de l'homme; aussi la nature l'a-t-elle répandue partout avec profusion. Malheureusement elle n'est pas toujours bonne.

L'eau provenant de la fonte de la neige est dangereuse ; elle fait naître une foule de maladies.

L'eau de la plupart des puits renferme une grande quantité de sels de chaux extrêmement nuisibles à la santé, en tant que cette eau est employée à la préparation des aliments ou qu'elle est prise comme boisson. Elle est lourde et fatigue beaucoup les organes digestifs.

L'eau de rivière est beaucoup meilleure quand elle est pure et que rien d'insalubre n'est venu l'altérer.

L'eau des mares et celle des étangs serait excellente si elle ne recélait pas constamment des débris végétaux et animaux dont la putréfaction la rend impropre à notre usage. Des précautions convenables et un filtrage au gravier et au charbon pourraient seuls arriver à la rendre potable.

L'eau de pluie serait assurément la meilleure de toutes les eaux s'il était possible de la recueillir pure et de la bien conserver. On a des citernes, c'est vrai; mais les plantes, mais les animaux microscopiques qui s'y engendrent qui y vivent, qui y meurent et qui s'y putréfient, les privent bientôt de tous les avantages dont elles étaient pourvues; les matières salines qu'elles enlèvent aux parois de la citerne, et les diverses autres matières qu'elles ont trouvées sur les toits, etc., ajoutent encore à leur insalubrité, chacun le conçoit.

Il est un genre de citerne cependant qui parerait à tous ces graves inconvénients, et qui doterait les populations d'une eau bienfaisante et saine : je veux parler des citernes vénitiennes, que l'on ne connaît point ici, qu'il serait facile d'établir partout, et dont le prix de revient ne s'élèverait pas au dessus des citernes ordinaires; elles pourraient même coûter beaucoup moins. Il serait bien à désirer que ces citernes se répandissent, devinssent universelles. Une eau pure, une eau potable, c'est ce qu'il y a de plus précieux pour l'homme ; c'est avec de l'eau que tous ses aliments sont préparés; le vin, le cidre, la bière dont il fait usage renferment une notable quantité d'eau. Tout se réunit donc pour qu'on s'occupe de l'eau beaucoup plus qu'on ne l'a fait jusqu'ici... Si quelques personnes dans nos localités voulaient faire établir une citerne vénitienne, plan, description et moi-même, tout est à leur disposition ; vous pouvez le redire, et ce sera avec bien du bonheur que je leur prêterai tout mon concours pour les faire profiter des bienfaits d'une bonne eau.

La meilleure eau, mes enfants, doit être fraîche en été, douce en hiver ; elle doit être claire, sans couleur et sans odeur ; les graines légumineuses doivent y facilement cuire, et le savon s'y dissoudre sans former de grumeaux.

Filtrée, l'eau de nos puits est un peu moins mauvaise. Soumise à l'ébullition, puis bien battue en plein air, elle serait beaucoup plus buvable... Une ébullition préalable, ne serait-ce que pour l'eau employée à la préparation et à la cuisson des aliments, rendrait les plus grands services. Je vous recommande donc fortement ce petit moyen.

L'addition par litre d'un gramme de carbonate de soude — soude du commerce, — rendrait les eaux de nos puits propres au savonnage ; elles seraient même potables si elles ne restaient pas quelque peu laxatives. Il faut avec le plus grand soin, éloigner les puits des mares, des fumiers, etc., de tout ce dont les infiltrations seraient susceptibles d'en altérer les eaux...

L'eau, tout d'abord, fut la seule boisson de l'homme, et c'est parmi les buveurs d'eau que l'on recueille les plus beaux cas de longévité. Mais, peu à peu, de nouveaux besoins se sont fait sentir, et les boissons fermentées sont venues prendre la place de l'eau. Elles ont fait beaucoup de bien, mais que de mal aussi n'est-il pas résulté de leurs excès !...

Le vin est un bon digestif, un tonique précieux, un stimulant général qui rend de grands services. Aussi, pris dans de certaines mesures, trempé d'une certaine quantité d'eau, est-il une excellente et très bienfaisante boisson.

Les vins sont de différentes sortes, de différentes provenances, de différentes forces alcooliques; ils peuvent contenir de 6,20 — jusqu'à 20 parties d'alcool pour 100.

Le cidre est plus généralement employé que le vin. C'est une boisson très agréable et en même temps très salutaire. Seulement quand il est trop nouveau, il est indigeste, donne des coliques, de la diarrhée et même souvent la dyssenterie; quand il a trop vieilli, qu'il est devenu dur, fortement acide. il est extrêmement dangereux; il irrite, fatigue considérablement les voies digestives, il peut donner beaucoup de maladies; je le crois une grande cause de ces cancers de l'estomac si fréquents dans nos pays. C'est donc entre les deux états dont je viens de parler qu'il convient de le boire.

Le cidre contient en général de 4 à 5 parties d'alcool pour 100. Il peut aller jusqu'à en renfermer 9,87 quand il est fait sans eau. Il est donc nécessaire d'adopter le cidre de moyenne force. Le cidre trop riche en alcool, monte à la tête plus vite que le vin. L'usage journalier d'une telle boisson ferait beaucoup de mal si elle n'était convenablement allongée d'eau en la buvant.

Le poiré, comme le vin blanc, agite, porte aux nerfs, donne des douleurs ; c'est une mauvaise boisson dont il ne faut faire usage qu'avec la plus extrême modération. Il renferme 7,26 d'alcool pour 100.

La bière est une boisson saine, digestive, rafraîchissante, très nutritive. La bière renferme par litre passé 48 grammes de substances solides; l'alcool s'y trouve dans les proportions de 1, 3, 5 à 6,80 parties pour 100. Il y a donc sur ce point à bien considérer la force de la bière dont on fait usage. Cette boisson donne en général beaucoup d'embonpoint, elle porte un certain degré d'irritation dans les voies urinaires. Trop jeune ou trop vieille, la bière deviendrait aussi une très mauvaise boisson; elle aurait absolument les mêmes inconvénients que le cidre. Il en serait de même de sa trop grande force alcoolique... Si vous n'appréciez point aujourd'hui ce que je vous fais connaître de la puissance alcoolique des boissons dont je viens de vous entretenir, plus tard, cette explication vous deviendra utile, vous en tirerez de précieux enseignements...

Il est un autre genre de boisson dont aussi je dois vous parler en passant : vous connaissez l'eau-de-vie, si improprement nommée, que déjà on a appelée *eau-de-feu* et à laquelle on pourrait, à juste titre, donner le nom d'*eau-de-mort*... Vous connaissez aussi les liqueurs et le café... Eh bien, mes amis, c'est à cette trinité de liquides, au premier principalement, que le pays doit aujourd'hui de voir se répandre si universellement sur lui, la plus affreuse peut-être des calamités : l'ivrognerie, cette mère de tant de maux, de tant de vices, de tant de crimes, de tant de malheurs domestiques et sociaux, de tant d'horribles perturbations pour chacun et pour tous!... La maladie, la misère, le dénûment, la folie, le suicide, voilà où conduit l'ivrognerie; que dis-je? elle conduit bien plus loin encore : elle conduit à la prison souvent; à l'échafaud parfois!!... L'ivrognerie, c'est la dégradation physique, morale et intellectuelle de l'homme, c'est l'homme ravalé au dessous de la brute, c'est pire : c'est le néant!... Et puis, mes amis, l'affreuse passion dont je vous parle ne porte pas seulement ses coups sur les coupables, elle étend ses ravages sur la descendance du buveur; elle rend faibles, malingres, scrofuleux, idiots, épileptiques, etc., etc., les infortunés enfants qui naissent de cet homme avili; elle agit jusqu'à la quatrième génération; elle pourrait amener la fin du monde... Oh! vous tous qui m'écoutez, gardez-vous, gardez-vous d'un pareil vice, d'une si terrible passion!... Un premier pas dans la voie maudite peut tout perdre, peut vous faire glisser dans l'abîme; pour Dieu! ne le faites donc jamais!...

Un petit-verre d'eau-de-vie, mais de bonne eau-de-vie; un petit-verre de liqueur, un peu de café, tout cela, certes, ne peut pas faire de mal, ne peut être nuisible à un adulte d'une bonne santé, tout au contraire; mais l'abus est si près de l'usage, le tentateur est toujours là, et l'homme est si faible, que, sans cesse, il est indispensable de se tenir en garde contre les alcooliques, contre les personnes qui en font un trop grand usage et plus encore peut-être contre soi... On ne peut guère échapper à leur funeste influence qu'à ce prix...

A cause de votre âge, il ne m'est guère possible de m'étendre davantage sur les dangers des alcooliques. Il est une de ces boissons cependant que je vous conseille, quand vous serez grands, de proscrire pour jamais : la liqueur appelée absinthe, qui ne manque jamais de devenir un dangereux poison, même à dose modérée, même à la dose de un ou deux petits-verres par jour... L'absinthe est le plus *pernicieux*, le plus abrutissant de tous les alcooliques, ne l'oubliez point un seul instant...

Phénomènes qui se rattachent à l'alimentation.

L'alimentation, mes enfants, c'est la vie et bientôt nous cesserions de vivre si nous étions privés d'aliments. Je vais donc, pour un moment, vous faire assister aux grands actes qui suivent l'ingestion des substances alimentaires; mais, auparavant, j'ai besoin de vous faire connaître que les aliments sont classés en aliments de réparation et en aliments de calorification, ou, comme la science le veut, en aliments *plastiques ou azotés* et en aliments *respiratoires ou calorifiques*... Les premiers comprennent les chairs et le sang des animaux et les principes que l'on nomme albumine, fibrine, caséine, que l'on trouve dans la viande, le lait, les végétaux. Les seconds sont constitués par les graisses, les huiles, le sucre, la gomme, les fécules, les spiritueux, tout ce qui peut être converti en corps gras ou sucrés.

Quand une substance alimentaire contient à la fois des éléments de réparation et de calorification, on lui donne le nom d'aliment complet...

Je vous le répète ici, ce sont les poumons qui, comme un véritable calorifère, constituent le principal foyer de la chaleur qui nous anime; les principes calorifiques y arrivent avec le sang, qui les transmet également dans toutes les autres parties du corps, absolument comme un calorifère ordinaire qui, par ses bouches et ses tuyaux, répand la chaleur partout où on la veut avoir. Tout ce que les poumons et les autres parties ne brûlent pas, s'accumule sous la peau et dans les différents tissus sous forme de graisse; c'est une réserve que fait la nature pour les grands besoins de l'économie et pour les temps de maladie, etc. Vous savez tous combien on maigrit quand on est longtemps malade : on brûle sa graisse, on vit aux dépens de soi...

Il existe depuis la bouche jusqu'à l'endroit par où s'échappe le résidu de nos substances alimentaires, un canal continu dont la longueur est de six à sept fois celle du corps de l'individu. C'est en parcourant ce conduit et en séjournant le temps voulu dans sa partie la plus large, qu'on appelle estomac, que les aliments se transforment en sang, graisse, chair, etc., en tout ce qui nous donne la force, la chaleur et la vie...

Nous portons les substances alimentaires à notre bouche, là elles sont déchirées, broyées par les dents, et imbibées par la salive, qui les amollit et leur fait subir un petit commencement de digestion. De la bouche, l'aliment glisse dans l'estomac, et il s'y accumule jusqu'à ce que le repas soit terminé. Pendant la durée de ce dernier, il se pénètre peu à peu des boissons ingérées, et, dans l'estomac, un suc tout particulier, d'une grande puissance, agit sur toute la masse qui vient de constituer le repas, et il lui fait subir les plus importantes modifications. Les aliments séjournent dans l'estomac pendant trois ou quatre heures quand on ne l'a pas trop surchargé. Dans le cas contraire, et chez les personnes sédentaires ou à mauvais estomac, il n'est pas rare de voir la digestion stomacale durer de trois à quatre heures de plus... De l'estomac, la matière alimentaire descend dans l'intestin, où elle se trouve en contact avec différents fluides, dont un vous est connu de nom, la bile, et ces fluides achèvent les transformations qui ont commencé dans l'estomac : le travail de la digestion est achevé... Pendant le séjour dans l'estomac des substances ingérées, déjà beaucoup de liquides ont été absorbés, ont été bus par une infinité de suçoirs à ce destinés; ce travail d'absorption continue pendant tout le parcours des matières digérées le long du conduit. Le liquide, bu par les innombrables suçoirs dont est parsemé le canal digestif a reçu le nom de chyle; il est porté dans une grosse veine après avoir traversé une foule de petits conduits, et mêlé au sang qu'il reconstitue ; de là, il arrive bientôt dans les cavités droites du cœur, d'où il passe dans les poumons et y devient du véritable sang; il est alors versé dans les cavités gauches du cœur qui le chassent dans toutes les parties du corps au moyen des vaisseaux qui s'y ramifient et s'y multiplient à l'infini. On donne le nom d'artères à tous ces vaisseaux... Le sang porte dans les chairs et dans les os, porte partout ce qui est nécessaire à l'entretien et à l'accroissement ;

et, par la peau — transpiration insensible et sueur, — par les poumons — transpiration pulmonaire, —par des glandes, —urines, etc., il se décharge de ce qui ne doit plus rester en nous... Le résidu de la substance alimentaire ingérée, vous le savez, est éliminée par la partie inférieure de l'intestin...

Vous pouvez, mes enfants, vous faire une idée de la transpiration pulmonaire par le nuage de gouttelettes d'eau que laisse votre haleine sur un carreau de vitre, une glace, un corps poli quelconque, et par l'espèce de brouillard qui sort des narines ou de la bouche dans les temps froids. — D'autres vaisseaux que ceux dont je viens de parler, vaisseaux que l'on nomme veines, ramènent aux cavités droites du cœur le sang qui venait de porter la nourriture jusque dans les parties les plus éloignées; il est chassé dans les poumons où de noir, il redevient rouge, où de pauvre il redevient riche; il passe de là dans les cavités gauches du cœur qui le renvoient de nouveau partout où il avait été; et, ainsi de suite, jusqu'au dernier moment de notre vie.

Ce n'est pas assez, mes chers enfants, des quelques considérations dans lesquelles je viens d'entrer touchant les aliments et à la manière dont notre organisme les élabore et se les assimile pour l'entretien de nos corps, la conservation de notre santé et la prolongation de notre vie ; je dois entrer dans des explications plus étendues, qui vous permettront de mieux comprendre et surtout de mieux appliquer tout ce dont je vous ai entretenus sur ce point d'une si grande importance ; écoutez... Vous le savez, la nature a voulu des aliments plastiques, des aliments respiratoires ; elle a voulu aussi des condiments digestifs. Mais comment donc coordonner tout cela ? Dans quelles proportions ces substances alimentaires et condimentaires doivent-elles être ingérées ? Le repas, c'est assurément l'acte le plus important de la vie ; c'est, vous venez de le voir, la réparation, la calorification, l'entretien, c'est le poids de remonte qui imprime le mouvement aux divers rouages, c'est la santé, c'est la vie ; mais aussi c'est la souffrance, c'est la maladie, c'est la mort, suivant que ce repas est plus ou moins hygiéniquement approprié... Je vous le dis de suite, la plupart de nos maladies viennent de notre estomac...

Si l'on prend trop d'aliments plastiques, la pléthore, la torpeur, la goutte, la gravelle, etc., une foule de maladies s'ensuivent, à cause de la trop grande richesse du sang, et parce que celui-ci n'a pas subi la purification nécessaire, n'a pas été débarrassé de tous les éléments d'usure qu'il avait ramassés sur son passage : la machine s'engoue, marche mal, elle finit par s'arrêter... Si l'on prend trop d'aliments respiratoires, mêmes perturbations : l'excitation, l'inflammation, la fièvre, le feu dans l'organisme, tout se brûle, tout se consume; la machine aussi se détériore, se détruit... Comment faire donc?... Je l'ai dit il n'y a qu'un instant : s'alimenter hygiéniquement...

La température de nos corps, vous le savez, est de 37 degrés; pour l'entretien de la santé, vous le savez aussi, il est indispensable que cette température ne s'écarte pas trop de ce point, soit en plus, soit en moins; c'est donc là tout le secret à réaliser... Afin d'arriver plus sûrement à cet important résultat, étudions ensemble comment se nourrissent les différents peuples suivant les différents climats; nous retirerons de cette étude des données d'une bien grande importance...

Dans les régions glaciales du nord, la température du corps de l'homme tend naturellement à baisser, aussi celui-ci, afin d'augmenter cette température, se nourrit-il de poissons huileux, et boit-il avec délices de l'huile de poisson... Vous faites la moue, mes petits enfants; eh bien, si vous étiez dans ces pays, force vous serait de vivre comme cela : il est absolument indispensable de s'alimenter comme le veut la nature suivant les contrées que l'on visite, ou celles dans lesquelles on doit vivre et mourir...

Le poisson des Esquimaux, c'est son aliment plastique, l'huile, son aliment respiratoire ; le pain, la viande, le vin, seraient insuffisants pour développer, pour entretenir en son organisme un calorique qui tend incessamment à baisser, à lui échapper... L'homme du Midi, tout au contraire, dont la température tend incessamment à s'élever sous le soleil brûlant qui le dévore, se trouverait on ne peut plus mal de l'alimentation dont nous venons de nous occuper ; une telle alimentation le tuerait. Aussi, l'Arabe se prive-t-il religieusement de porc — l'animal le plus adipeux, — se prive-t-il de vin, de spiritueux, toutes choses qui l'échaufferaient trop ; a-t-il la plus grande répugnance pour tous ces corps gras si nécessaires sous d'autres climats... Une nourriture, la plus pauvre en éléments respiratoires, les substances douces, les fruits, etc.: voilà l'alimentation qu'il lui faut... Le blé dont il fait son pain contient beaucoup plus de gluten, d'azote, que le nôtre, et, par contre, la fécule y est moins abondante. Admirable prévoyance de la nature devant laquelle encore chacun doit s'incliner...

Dans les climats tempérés, l'alimentation, établie d'après les deux bases qui précèdent, doit être plus ou moins riche en éléments plastiques et en éléments respiratoires, suivant que les régions que l'on habite se trouvent plus proches ou plus éloignées de celles où se produisent les grandes chaleurs ou les grands froids... Ainsi, notre régime à nous, doit être le régime arabe amplifié, et le régime des Anglais un diminutif de celui des Esquimaux... L'Anglais et le Français ne doivent donc pas s'alimenter de la même manière, et cela à cause des huit degrés de latitude qui séparent le centre de la France, du centre de l'Angleterre... Aux Anglais peu de pain, des viandes grasses, des vins fins, des bières fortes, riches en alcools, des eaux-de-vie, *du gin*, etc.; aux Français, plus de pain, des vins moins actifs, des boissons moins chargées d'alcools, des viandes moins adipeuses, etc... L'Anglais boit beaucoup de thé, même pendant ses repas, ou immédiatement après; il a besoin de cet excitant pour augmenter la sécrétion du suc gastrique, et les contractions de son estomac, si lourdement chargé... Le thé, chez nous, serait dangereux pris aussitôt le repas fini; il ne peut l'être que trois heures après, autrement, il manquerait le but, il nous ferait beaucoup de mal.

Ce que je viens de vous apprendre vous aidera puissamment à composer le régime que vous devez suivre; et ce sera surtout pour l'hygiène qu'il convient de suivre dans chacune des saisons que vous en retirerez le plus de fruits... Mais, ce n'est pas assez de manger et de bien composer ses repas, il faut encore savoir les digérer... On a dit que l'exercice est utile après les repas ; l'exercice léger, la promenade, oui ; *mais la course,* mais le travail violent, non, la digestion en serait dangereusement troublée, et, quand la digestion se fait mal, tout se fait mal également. Il n'est pas jusqu'au travail intellectuel, jusqu'à toute espèce d'émotion dont il faille positivement se garder pendant la digestion si l'on veut une bonne élaboration, et bien entendu, une bonne assimilation... La tristesse, la taciturnité pendant que l'on digère font aussi beaucoup de mal ; la sécrétion du suc gastrique, de ce suc sans lequel toute digestion est impossible, diminue de moitié : donc, travail digestif incomplet, pénible, perturbation de toutes les sortes, maladies... Ce n'est guère pour vous que je dis cela, mes enfants, vous si gais, toujours riant, toujours chantant, toujours dansant ; mais, vous ne serez pas toujours jeunes ; les soucis, les chagrins viendront aussi imprimer leur passage sur vos fronts si purs aujourd'hui. Le rire, cependant, est un acte d'une haute importance, il imprime à l'organisme entier une stimulation des plus salutaires, et qui retentit d'une manière bien précieuse sur les organes de la digestion... Pendant que ces organes fonctionnent, les préoccupations tristes, vous le voyez, font donc le plus grand mal, deviennent un véritable poison pour le sang; aussi, retenez donc pour l'avenir, que quiconque rit bien, digère bien, vit longtemps...

Il est aussi très nécessaire, mes enfants, que la manière de vivre se trouve appropriée aux tempéraments des individus. Sans entrer ici dans des détails que vous ne comprendriez pas, il me suffira de vous dire que celui dont les cheveux sont blonds, très fins, les yeux bleus, la peau blanche, rose et fine, les chairs molles, etc., dont les dents se gâtent de bonne heure, dont les lèvres et les oreilles sont grosses, épaisses, etc., doit manger plus de viande que de légumes, doit saler autant que possible ses aliments, doit boire de la bière ou du vin; que celui qui est maigre, dont la figure est pâle, dont les yeux sont vifs, dont les mouvements sont brusques, les impressions vives, l'irritabilité excessive, doit aussi se trouver bien d'un régime fortifiant, avec cette réserve cependant que le vin, que les excitants de quelque nature qu'ils soient, lui seraient très nuisibles; que celui dont la face est haute en couleur, les cheveux châtains, dont le cou est court, dont les artères battent avec force, doit s'abstenir d'aliments trop nourrissants, trop abondants, doit mettre beaucoup d'eau dans son vin et même dans son cidre; tous les stimulants trop actifs deviendraient pour lui de puissantes causes de maladies... Le lait, les légumes, les fruits sont très utiles à ce dernier; que celui enfin dont les cheveux sont noirs, raides, dont les yeux sont de couleur foncée, les chairs fermes, les muscles vigoureux, etc., doit éviter de manger avec excès, doit se priver de toute boisson excitante... Je viens de vous faire passer sous les yeux une esquisse à grands traits des tempéraments lymphatiques, nerveux, sanguins et de ce que l'on considère généralement comme tempérament bilieux...

Qu'est-ce que chuchotent ces deux petites filles? Pourquoi ne me parlent-elles donc pas? Elles veulent savoir, dites-vous, ce que deviennent les matériaux usés, qui, incessamment s'échappent de notre économie?... Mes petits amis, vous allez bien loin; je vois à votre question combien vous avez envie de vous instruire et je m'empresse de vous répondre.

Vous ne l'avez personne oublié, j'en suis sûr, l'organisme se débarrasse par les poumons, par les pores de la peau, par la vessie et par une autre partie encore, de tout ce dont nous n'avons plus que faire. Les éléments gazeux se mêlent à l'atmosphère, les autres matières sont rendues à la terre, ces deux immenses laboratoires où s'accomplissent les phénomènes les plus merveilleux. Tout ce qui ne sert plus aux uns se trouve approprié par d'autres, il y a un incessant échange entre tout ce qui vit ici-bas; de même qu'il y a en eux un renouvellement continu de tout ce qui constitue leur organisme. A la longue, tout se renouvelle, et ce que nous étions hier, nous ne le sommes déjà plus aujourd'hui. Les matériaux usés rentrent dans la nature, et la nature les utilise pour d'autres de ses enfants. Ces jambes avec lesquelles vous courez si bien aujourd'hui, ne sont déjà plus vos jambes d'il y a quelques années; ces bouches si rieuses ne sont plus les mêmes bouches non plus; le tourbillon au milieu duquel nous vivons a pu emporter tout cela plus ou moins loin. Comme tout ce que je vous dis est extraordinaire, n'est-ce pas? Quelque chose de plus fort encore : dans la répartition qui se fait incessamment dans le grand tout, quelques atomes de ces jambes si lestes sont peut-être dans les ailes de ce charmant oiseau; de ces bouches si vermeilles, il me semble que j'en vois quelque chose dans plusieurs de ces boutons de roses si beaux et si frais... Que sais-je, moi, il se pourrait bien encore que quelque portion de chacun de nous fût dans ce grand chêne, fût allée au loin servir à quelque partie de l'organisme de quelque Arabe, voire même de quelque Chinois!... Ne vous contraignez point, mes enfants, riez, riez, riez de bon cœur, on rit certainement à moins... Mais, après avoir ri, prosternez-vous jusqu'à terre devant l'auteur, l'inspirateur de tant de merveilles, devant Dieu qui les a voulues toutes... Tout vient de tout, tout est dans tout; tout est soumis à l'admirable loi de la solidarité pour tout...

Jeux, exercice, travail, repos, sommeil.

L'exercice, mes enfants, nous est absolument indispensable. Jeunes, il contribue puissamment au développement des organes; vieux, il s'oppose à la production d'une foule de maladies; à toutes les époques de la vie, c'est un excellent moyen d'entretenir la santé... L'exercice donne des forces, augmente la chaleur du corps, donne de l'appétit, rend la circulation plus énergique; il favorise le développement de l'intelligence ; d'un enfant faible, débile, maladif, il fait très souvent un enfant fort, d'une bonne constitution, et d'une excellente santé ; à l'époque des études, alors que le cerveau est fortement mis en action, l'exercice contrebalance très avantageusement la suractivité de l'organe de la pensée, oppose le développement physique au développement intellectuel, empêche la trop grande prédominance de ce dernier, et, par conséquent, les influences débilitantes et les maladies graves que cette prédominance ne manquerait jamais d'occasionner. Quand je parle ainsi de l'exercice, il est bien entendu que je parle de l'exercice modéré ; l'exercice immodéré, l'exercice poussé trop loin, amènerait absolument l'inverse de tout ce que je viens de vous dire : le dépérissement, l'usure des organes, la maladie, la mort bien avant le temps...

La marche en plein air est un exercice précieux, dont toujours on doit largement profiter. La course, si utile au développement des forces, ne peut être mise en usage que par les individus d'une bonne santé dont le cœur et les poumons sont parfaitement sains, et qui ne sont pas prédisposés à quelque maladie de ce côté; les efforts considérables quels qu'ils soient, sont toujours nuisibles, il peut en résulter des congestions sanguines dans la poitrine, des maladies de cerveau, des tumeurs dans les aines qui nécessitent l'emploi d'appareils particuliers, et qui sont toujours quelque chose de bien fâcheux et de bien grave. On a vu des efforts considérables provoquer la rupture d'un vaisseau et déterminer une mort immédiate !...

L'exercice modéré de la voix, la lecture à voix haute et le chant, c'est un bon moyen d'augmenter l'ampleur de la poitrine et la force des poumons, il en est de même de l'usage des instruments à vent, seulement il est une condition indispensable pour cela, c'est de n'avoir rien du côté du cœur, ni des poumons, autrement ces exercices seraient on ne peut plus préjudiciables, il pourrait même en résulter les plus graves accidents. Il serait bien à désirer que partout il y eût un gymnase où les exercices fussent dirigés par une personne habituée, la santé publique et la santé individuelle en tireraient un immense profit. La gymnastique sait provoquer le développement d'une partie faible aux dépens d'une autre qui s'est trop activement développée ; elle sait d'un être maladif faire un être d'une bonne santé ; elle sait doubler les forces, donner le bien-être, stimuler l'intelligence et favoriser les bonnes mœurs...

Vos jeux, mes enfants, c'est de l'exercice, c'est de la gymnastique. Le ballon, la paume, le volant, l'arc, le cerceau, la corde, etc., sont d'excellents divertissements pour vous. Je dois vous dire cependant qu'il faut user de tout cela avec la plus sage modération, et qu'il convient d'éviter avec le soin le plus religieux de boire froid ou de se laisser brusquement refroidir quand on est en sueur, ou que l'on a très chaud : des pleurésies, des fluxions de poitrine et d'autre graves maladies peuvent être le résultat de pareilles imprudences. Tout cela s'adresse à vous aussi, mes petites demoiselles. Je vous dois également le petit conseil de ne point sauter à la corde avec toute l'ardeur que vous y mettez à peu près chaque fois : vous augmentez considérablement la circulation de votre sang, vous faites battre votre cœur avec une grande énergie, vous devenez rouges, pourpres, votre cerveau se gorge de sang. Vous le voyez, vous vous exposez aux maladies de cœur et de cerveau, et, en même temps, à quelques autres graves inflammations. Vous comprenez donc de suite toute la modération que désormais il vous importera d'apporter dans cette sorte de jeu...

Le travail, mot sublime qui exprime le nom, la valeur du don le plus précieux que le ciel nous ait fait ; retenez-le bien, mes jeunes amis, le travail donne la force, la santé, le bien-être, la fortune, la gloire ; c'est une émanation de Celui qui peut tout, dont l'action est incessante et l'activité éternelle... Le travail de la main, comme le travail de la pensée, c'est le plus noble attribut de l'homme ; c'est ce qui le grandit et l'élève davantage ; c'est ce qui le rapproche le plus de son Dieu !... Que dans les temps anciens, que dans l'enfance des sociétés, que dans les siècles ou l'instruction, ou l'émancipation de l'homme, ou la civilisation proprement dite étaient encore à naître ou à progresser, le travail ait été considéré comme un châtiment, comme une chose vile, comme le lot de l'esclave, du vaincu, ou du plus infime, tout cela est bien loin aujourd'hui... La lumière s'est faite, le travail s'est relevé aux yeux de tous ; l'homme s'est glorifié, s'est illustré par le travail, est devenu le véritable coopérateur de Dieu... Eh ! mes enfants, les chemins de fer, la télégraphie électrique, la photographie, toutes ces admirables choses ne semblent-elles pas plus que l'œuvre de l'homme ?... Ces miracles ne paraissent-ils pas plutôt venir d'en haut ?... Manier la foudre, commander à la foudre, utiliser la foudre pour transmettre instantanément la pensée de l'homme à travers les mers et la faire parvenir aux distances les plus éloignées ; quoi de plus divinement prodigieux ?... Dieu lui-même, en inspirant à l'homme de semblables découvertes, n'a-t-il donc pas voulu diviniser le travail, et rapprocher le travailleur du trône où il commande à tout ?... Vous avez vu, mes amis, le télégraphe électrique d'une de nos villes voisines, et vous savez, je le crois, que l'électricité, c'est le tonnerre lui-même !... Inclinons-nous devant de pareilles découvertes, admirons-en les génies créateurs, et bénissons le travail d'où elles sont sorties... Nous aussi, mes enfants, travaillons, travaillons chacun selon la nature de nos forces, et chacun dans la sphère où nous sommes ; l'oisiveté est la mère des vices, le travail, le père des vertus.

L'oisiveté mène à la misère, au dénûment, au déshonneur, au crime!... Le travail conduit au bien, au beau, au noble, à tout ce qui est humanité, civilisation, progrès... Travaillons, nous mériterons de nos semblables, de nous-mêmes et de Dieu...

Pour vous, mes amis, le travail ce sont vos classes, les jeux, les exercices dont je vous ai parlé. Le véritable travail arrivera plus tard, quand vous serez assez forts pour vous y livrer. Seulement, n'oubliez personne, qu'une bonne nourriture, une nourriture suffisamment réparatrice est indispensable au travailleur, et que si le travail est indispensable à tous, il a aussi des bornes ; il faut travailler, mais il ne faut pas excéder les forces; rien n'use plus vite que le travail poussé trop loin... Vous, mes enfants, plus heureux que tant d'autres, vous ne travaillerez pas avant le complet développement de vos forces. Si vous saviez combien de pauvres enfants restent faibles, souffrants, maladifs, pour avoir été forcés de travailler trop tôt... C'est affreux, c'est de la barbarie d'exiger de bras si minces encore, un exercice forcé qui en arrête le développement, en même temps que si rapidement il use l'individu...

Après le travail, le repos, après la veille, le sommeil, c'est une loi suprême à laquelle chacun obéit...

Les temps de repos que comportent les repas et les moments qui précèdent la reprise d'un nouveau travail font assurément beaucoup de bien, mais rien n'est réparateur comme le sommeil, comme cette moitié de son existence que l'homme, en général, passe dans son lit... Combien de temps chacun doit-il donc dormir? et dans quelles conditions le sommeil doit-il s'opérer?...

La composition du lit est plus ou moins confortable suivant la position des individus. Un lit trop bon, trop moelleux, n'est pas toujours le meilleur, il s'en faut de beaucoup. Mais un lit propre, bien placé, souvent aéré est constamment un excellent lit...

Très souvent, on met son lit dans la pièce la plus petite de son habitation, on le place dans le coin le plus obscur, souvent dans une alcôve, ou bien on l'entoure d'épais rideaux. On ne saurait agir d'une manière plus nuisible à la santé... La pièce la plus spacieuse, la plus sèche, la plus saine, la mieux éclairée ; la pièce où le soleil luit le plus longtemps, doit être celle que constamment il faut préférer pour sa chambre à coucher... On ne saurait imaginer combien de mauvaises constitutions, combien d'affections scrofuleuses et d'autres maladies graves se sont produites à cause du coucher dans des lieux humides, obscurs, insalubres, mal tenus...

Quand le lit est contre un mur humide, et qu'il n'y a pas lieu de le placer ailleurs, c'est de mettre une planche épaisse entre ce mur et ce lit...

On entend répéter tous les jours : j'ai un grand mal de tête, je suis brisé, courbaturé, étouffé ; je suis bien plus fatigué en me levant que je ne l'étais avant de me mettre au lit. Demandons à ces personnes qu'elle est la dimension de leur chambre à coucher, combien il y a de lits dans cette chambre, et quel est le nombre des individus qui y passent la nuit; nous verrons de suite que, le plus ordinairement, c'est au défaut d'un air pur et suffisamment abondant, et à l'acide carbonique produit, que ces personnes doivent les malaises dont elles se plaignent, malaises qui, se répétant tous les jours, finissent nécessairement par se changer en de véritables maladies. Je vous en dirais autant de la mauvaise habitude qu'ont beaucoup d'enfants de dormir le nez enfoncé dans leur lit...

Le lit doit être fait tous les jours, après qu'on lui a laissé suffisamment prendre l'air. Les draps doivent être changés au moins une fois par mois, les matelas rebattus une fois l'an ; la matière de la paillasse doit être renouvelée deux fois chaque année ; les couvertures et les autres objets de literie doivent être très souvent exposés au soleil... L'édredon est une assez mauvaise couverture. Elle excite la transpiration, prédispose aux inconvénients des froids de pieds journaliers, toujours si fâcheux, devient une grande cause de rhumes, d'enchifrènement, de congestions vers la tête, etc.; on ferait bien de s'abstenir de ce genre de couverture, et, quand on s'en sert, de ne jamais lui laisser dépasser les genoux. L'édredon doit être mis très fréquemment à l'air, il s'imprègne extrêmement vite de l'odeur si désagréablement odorante des pieds.

Je vous ai fait connaître l'autre jour la clématise sauvage, l'*herbe-aux-gueux*, dont la graine a de précieuses qualités contre certaines hydropisies ; je me réservais de vous dire aujourd'hui que ceux qui veulent se procurer un édredon ne coûtant que la peine de le faire, peuvent se procurer en novembre et décembre les aigrettes argentées et plumeuses de cette plante grimpante : c'est un excellent duvet ; il faudrait même le préférer aux duvets de nos basses-cours ; il serait moins concentrateur.

Je vous ai dit que les alcôves et les rideaux des lits ont de grands inconvénients, je vous conseille de proscrire complètement les alcôves et de tenir grand ouverts les rideaux du lit pendant toute la durée du sommeil ou du séjour que l'on y fait. Bien des personnes, dans les saisons chaudes principalement, ont l'habitude de laisser ouverte toute la nuit une des fenêtres de leur chambre à coucher. Cela peut faire beaucoup de mal. Dans le jour tout ce qu'il y a d'insalubre dans les couches inférieures de l'atmosphère, est entraîné bien haut au dessus de nous; mais le soir, et dans les nuits fraîches, tout cela retombe vers nous avec la rosée, et avec les nouveaux miasmes qui ont pu s'y ajouter; il peut donc être extrêmement dangereux de respirer une pareille atmosphère. Il est tout de mieux de laisser ouverte la porte d'une pièce attenante à celle dans laquelle on couche: de cette manière, on a une plus forte somme d'air, et sans le moindre inconvénient. Cependant, si la chambre à coucher était par trop étroite, et que plusieurs personnes occupassent le même lit, il vaudrait encore mieux, tout en y évitant les courants d'air, y pratiquer quelques trous ventilateurs, ou laisser ouvert un carreau mobile par lesquels l'air extérieur pénétrerait, que de respirer toute une nuit l'air concentré, l'air appauvri, l'air si dangereusement impur que cette pièce recèle, cet air ayant passé tant de fois dans les poumons, et s'étant chargé de toutes les émanations dues à la présence des individus. L'air du dehors, tout insalubre qu'il pourra être, le sera toujours beaucoup moins que celui du dedans. On l'a dit, et c'est vrai: l'haleine de l'homme est mortelle pour l'homme. L'encombrement est une puissante cause de graves maladies. La fièvre typhoïde, si fréquente de nos jours, a souvent pris naissance dans les grandes réunions d'individus, dans les dortoirs trop encombrés, et dans sa propre chambre à coucher, à soi, quand, comme ceci a lieu le plus ordinairement, cette pièce est trop étroite, mal aérée, mal éclairée, humide, et où plusieurs individus se disputent un air insuffisant pour un seul.

Je vous parlais il y a un instant de trous ventilateurs. Ces ouvertures doivent être pratiquées au niveau du carrelage et à celui du plafond, et se trouver munies d'une planchette à coulisse, d'un registre ou d'une draperie, de façon qu'on puisse les ouvrir ou les fermer selon les besoins. Aujourd'hui, dans les cafés, dans les établissements publics principalement, on place dans une ou plusieurs des vitres supérieures des fenêtres, un système de ventilation assez élégant, en même temps qu'extrêmement utile. Il est à désirer que ces rosaces se généralisent, s'étendent à chacune des habitations. Seulement, ce genre de ventilation rendrait de plus grands services encore s'il était établi plus haut, si l'air arrivait au niveau du plafond, ce qu'il serait on ne peut plus facile d'obtenir...

Le sommeil complet est chose assez rare. Le plus souvent, pendant qu'une partie de notre cerveau est endormie, l'autre partie veille, nous rêvons... Le sommeil est d'autant plus calme que nous sommes plus calmes nous-mêmes, et qu'un certain temps avant de nous mettre au lit, nos membres, notre cerveau sont mieux reposés. Tout ce qui donne une notable fatigue, tout ce qui stimule l'intelligence : les jeux bruyants, les exercices actifs, l'étude, le chant, le plaisir, la peine, etc., est une grande cause d'insomnie, de sommeil incomplet, et, par conséquent, bien peu réparateur...

La durée du sommeil doit varier suivant les âges, suivant le sexe et suivant la fatigue que l'on s'est donnée.

L'adulte, en général, doit dormir pendant sept ou huit heures, le jeune enfant pendant dix ou douze, à vous, mes enfants, un sommeil de neuf heures est bien suffisant. Dormir trop longtemps, cela alourdit, hébète, congestionne le cerveau, fatigue considérablement, et puis, les heures superflues que l'on consacre au sommeil, c'est autant de moins que l'on vit...

Les habitations, le chauffage, l'éclairage, l'insalubrité.

Nous sommes loin des habitations primitives aux habitations d'aujourd'hui. Bien des siècles se sont écoulés depuis les huttes percées d'un trou à leur partie supérieure, pour le passage de la fumée, qui servirent de demeures aux hommes des premiers temps; huttes qui déjà étaient un perfectionnement, puisque les premiers refuges contre les intempéries de l'atmosphère furent des troncs d'arbres, des excavations naturelles, ou quelque terrier du même genre. Un fait qui frappe l'observateur, cependant, c'est qu'au milieu de toutes les sortes de progrès qui, peu à peu, se sont opérés, ce qui a trait aux habitations, soit resté si longtemps en arrière. Ce n'est guère que depuis une cinquantaine d'années que, dans nos villages, on commence à s'y confortablement loger. Mais, combien n'y voyons-nous pas encore de masures, d'infimes chaumières dont les rares fenêtres sont si étroites qu'à peine quelques rayons de lumière viennent diminuer l'obscurité de l'intérieur, et dont les portes sont si basses qu'il faut presque se plier en deux pour y pénétrer. Ce n'est pas tout, et vous le savez comme moi, les habitations dont je parle sont humides, sans carrelage; leurs murs, à l'intérieur, comme au dehors, sont d'une couleur sombre, de la couleur de la terre avec laquelle ils ont été plaqués; ce sont de véritables trous, un blanchissage à la chaux remédierait parfaitement à l'insalubrité de ces demeures, et les éclairerait beaucoup. Ce blanchiment, qui serait si utile et qui coûterait si peu, serait plus fin et plus solide, si, à chaque seau de lait de chaux, on ajoutait 200 grammes d'alun en poudre... Engagez donc fortement à le faire, ceux dont les masures décrépites ont besoin de cette petite opération... Il est temps que l'hygiène porte partout sa bienfaisante lumière, et que chacun connaisse enfin tout ce qu'il convient de faire pour se conserver la santé.

Voyez donc ces maisons sans carrelage, sur lesquelles je reviens ; voyez les eaux de lessives, de vaisselle, etc., les urines et autres saletés des petits enfants ; voyez tout cela pénétrant, s'imbibant dans le sol, et venant avec l'air confiné et déjà plus ou moins altéré s'offrir toutes les nuits à la respiration de la famille ; et dites-moi s'il est possible de compromettre davantage sa santé, de jouer plus imprudemment avec sa vie ? Et pourtant bien des gens qui, certes, pourraient beaucoup mieux faire, vivent insoucieux dans de pareils semblants d'habitation, et au milieu d'une si dangereuse insalubrité.

L'habitation doit être large, haute, bien aérée, bien éclairée, exempte d'humidité ; ne recéler rien d'insalubre dans son intérieur, et n'être entourée de rien qui soit susceptible d'y apporter quelques miasmes dangereux...

Mais combien le plus souvent n'est-elle pas loin de tout cela...

Je n'entrerai pas, mes enfants, dans les détails relatifs aux constructions des habitations, ceci nous entraînerait trop loin; je me bornerai aux quelques observations que voici :

Les pièces d'habitation doivent être spacieuses, les portes et les fenêtres d'une bonne dimension, afin que l'air et la lumière puissent y largement pénétrer. Le sol doit être sec, carrelé ou planchéié ; et la situation, au sud ou au sud-est, celle qu'il faudra constamment préférer.

Les étables, destinées au séjour des animaux, seront le plus éloignées qu'il sera possible de la demeure; on sait de combien de causes d'insalubrité les étables sont le foyer... La cour sera propre, exempte de toute espèce d'immondices, et disposée d'une façon telle, que les eaux pluviales ne puissent y séjourner, ni s'infiltrer dans le sol. Là où il ne sera pas possible de la daller, on la rendra imperméable par de bonnes couches de craon. Il serait bon que les cours présentassent une largeur et une longueur égales à la hauteur des bâtiments dont elles sont entourées.

Il est très mauvais de laisser les fumiers s'étendre jusqu'à la porte d'entrée des demeures, ainsi que cela se fait le plus ordinairement. On conçoit tout ce que la putréfaction de ces pailles et celle des déchets de légumes, des matières sales et des animaux morts, qui s'y trouvent presque toujours mélangés, peut apporter d'insalubrité dans les habitations... A l'entrée de beaucoup de ces dernières, on remarque bien souvent un trou qui recèle ces fumiers, les immondices dont je parle, les eaux de lessive, etc., tout ce qui provient des nécessités du ménage ou des besoins particuliers des individus. Ces trous renchérissent encore sur l'insalubrité des fumiers. Ceux-ci, comme toutes les choses insalubres qui s'y rattachent, doivent être portés loin des habitations, déposés préférablement au nord, et aux endroits où leurs émanations seront le moins susceptibles de pénétrer dans la maison par une porte ou une fenêtre située de pour leur côté...

Je ne vous parle pas de ces roussies, de ces eaux noires et fétides que l'on rencontre dans un grand nombre de cours : vous comprenez de suite combien ces roussies peuvent dégager de gaz méphitiques et devenir dangereuses pour la santé.

Dans bon nombre d'établissements agricoles, au lieu de disposer les fumiers couche par couche comme on le fait ici, on en fait des tas carrés, d'environ 2 mètres de hauteur, qu'on place non loin des étables, et dans la direction qui permet le moins aux vents de porter dans les habitations les gaz nuisibles qui incessamment s'en échappent. Il serait fort avantageux que cette manière de faire fût adoptée partout.

L'habitation est à la famille de chacun, ce que l'atmosphère extérieure est à la famille de tous... Le soleil, les vents, les arbres, les végétaux, ainsi que je vous l'expliquerai plus amplement bientôt, sont chargés par la nature de purifier l'air extérieur de toutes les impuretés qui viennent de la terre, des animaux et de nous... Nous, mes enfants, nous devons assainir nos demeures, nous devons ne jamais y souffrir, autant qu'il nous est possible de le faire, rien qui puisse altérer notre santé et compromettre notre vie. Je l'ai dit, et je tiens à vous le répéter ici, assainir sa demeure, c'est vivifier son sang, c'est se prémunir contre les plus dangereuses, les plus dépopulatrices des maladies, c'est s'assurer une plus longue existence...

Dans les pays marécageux, il est encore certaines précautions particulières qu'il faut prendre touchant les habitations. Celles-ci doivent être bâties sur les lieux les plus élevés, leurs ouvertures, se trouver à l'opposite des vents qui dominent davantage, et des plantations d'arbres, établir un haut et épais rideau entre le marais et l'habitation. La science enseigne que dans nos climats, les effluves marécageux, toujours si nuisibles à la santé, ne s'élèvent guère qu'à une hauteur de 15 mètres du sol. C'est depuis le coucher jusqu'au lever du soleil, que cet état de choses a lieu. Le refroidissement nocturne, vous le savez, fait retomber vers la terre les vapeurs aqueuses et autres que renferme l'atmosphère; il importe donc de fermer de bonne heure les portes et les fenêtres et de ne les rouvrir qu'alors que le soleil a fait disparaître la majeure partie des émanations délétères que l'on veut éviter... Vous le voyez, mes enfants, s'il y a toujours du danger à laisser une fenêtre ouverte durant la nuit, ce danger est encore bien plus grand dans les localités dont nous nous occupons.

On a calculé qu'il faut à l'homme un minimum de 6 mètres cubes d'air atmosphérique par heure, qu'il en faut un peu moins à la femme, et qu'il en faut 10 ou 12 mètres aux enfants. Sans le renouvellement incessant de l'air que nous respirons, sans la ventilation à laquelle nous soumettons nos demeures, sans celle qui s'y opère tout naturellement par l'ouverture fréquente des portes et par toutes les fissures à travers lesquelles l'air filtre incessamment, cette ration de 6 mètres cubes serait beaucoup au dessous de celle qu'il importe de respirer pour se conserver la santé. Jamais on n'aura trop d'air pur à respirer; presque toujours, au contraire, on en aura trop peu.

Sans la ventilation, sans le renouvellement de l'air, il y aurait bien peu de pièces d'habitation dans lesquelles la vie resterait possible.

Vous savez, mes enfants, que la vapeur du charbon fait mourir, et que là où la chandelle s'éteint, notre existence s'éteindrait également. Eh bien, c'est encore à la présence d'un principe pareil à celui du charbon, principe qu'on appelle acide carbonique, qu'un semblable résultat est dû... Nous aussi, nous produisons de l'acide carbonique, les végétaux et les animaux en produisent également, la chandelle, la lampe, tout ce qui brûle en dégage comme ce qui respire ; cela vous fait voir de suite toute l'attention que, sur ce point, il nous faut apporter à la salubrité de nos demeures.

La plante respire ; la plante, à l'ombre, et pendant la nuit, laisse échapper de l'acide carbonique. Il est donc dangereux de laisser des plantes ou des arbustes dans les appartements, dans les chambres à coucher surtout. Il est dangereux aussi, à cause des mêmes inconvénients, d'y laisser une notable quantité de fruits mûrs ; il n'est pas jusqu'aux fleurs elles-mêmes qui ne soient susceptibles de nous être nuisibles, et par leurs principes odorants, et par l'acide carbonique qu'elles dégagent, et par la putréfaction de leurs tiges, quand, depuis quelque temps déjà, elles séjournent dans de l'eau... Il est un moyen simple de s'opposer à la corruption de cette eau, c'est d'y ajouter une certaine quantité de charbon en poudre — une ou deux cuillerées, suivant la grandeur de la carafe, — et de s'arranger de manière que l'extrémité inférieure des tiges plonge dans le charbon... Maintenant, que me direz-vous donc de vous-mêmes, des poules, des pigeons, des lapins, etc., qui vivent en société d'un assez grand nombre d'individus, et qui, indépendamment de toutes les causes d'insalubrité qui sont le résultat de leur présence, ajoutent encore à cette insalubrité par la soustraction, à leur profit, d'une notable proportion de l'air vital absolument indispensable à ceux qui les ont admis à vivre avec eux?

L'encombrement par les meubles a aussi ses dangers; il diminue d'autant la capacité de la pièce, et, par conséquent, la quantité d'air que celle-ci doit renfermer.

Dans un certain nombre de maisons est établi un fourneau à une ou à plusieurs bouches, destiné à faire la cuisine, et qui répand dans l'atmosphère les vapeurs si malfaisantes du charbon. Il est indispensable qu'une hotte convenablement disposée, transmette au dehors ou dans une cheminée, tout l'acide carbonique qui se produit pendant la combustion.

Quelque chose de bien dangereux encore dans une habitation, c'est d'y faire sécher du linge, c'est de placer autour du poile ou autour du feu, les paillasses et autres objets souillés de l'urine et des autres insalubrités provenues des petits enfants.

Vous savez tous, n'est-ce pas, que quand une pomme de terre pousse dans une cave, ou dans un endroit obscur quelconque, sa tige, ses feuilles sont jaunes, au lieu de présenter le beau vert qu'ont les végétaux qui croissent à la lumière du dehors. C'est le défaut de lumière auquel est dû cette sorte de décoloration qu'on appelle étiolement.

Le défaut de lumière agit de la même manière sur nous, et vous pouvez vous en assurer par vous-même. Vous connaissez un certain nombre d'enfants, pâles, bouffis, faibles, maladifs, remplis de glandes, de gourmes, etc. Ces enfants, eux aussi, sont étiolés. Transplantez la pomme de terre, faites-la jouir des bienfaits de la lumière et d'un sol convenable, elle reprend couleur et végète comme elle doit végéter. Donnez aux enfants étiolés dont je parle, une habitation saine, bien aérée, bien éclairée, exempte d'humidité, nourrissez-les d'une manière convenable, et, à moins que le mal n'ait été porté trop loin, bientôt vous les verrez revenir à la santé, reprendre vigueur, présenter une nouvelle vie.

Vous le voyez, mes enfants, rien de ce qui vient du dehors, et rien de ce qui vient du dedans ne doit altérer l'atmosphère que nous devons respirer : il y va de la santé, il y va de l'existence elle-même. Un mot encore, et ce sera fini sur ce sujet. Il n'est personne d'entre vous qui n'ait entendu parler des dangers qu'il y a d'habiter trop tôt une maison neuve, et qui ne sache que de nouveaux malheurs viennent fréquemment donner une plus grande force à ces dangers. Il est un moyen bien simple de s'assûrer si l'humidité de ces demeures ne s'oppose point encore à ce qu'on les occupe : il suffit de faire sécher au four une petite quantité de chaux éteinte à l'air, d'en peser 50 grammes, de les étendre sur une assiette et de laisser cette assiette pendant vingt-quatre heures dans la pièce de la salubrité de laquelle on veut s'assurer. On pèse alors la poudre de chaux, et, si le poids de cette poudre est augmenté de plus de 1 gramme, on peut être sûre que la pièce n'est pas habitable... Maintenant occupons-nous du chauffage et de l'éclairage artificiels.

Chauffage.

Vous le savez, les procédés de chauffage artificiel sont pour nous au nombre de trois : la cheminée, le poile et le calorifère. Je ne vous parle ni des terrines pleines de charbon, qu'on plaçait dans des appartements pour y produire de la chaleur, ni des *couvets* remplis de menue braise, dont se servaient la plupart des femmes; ces moyens sont à peu près abandonnés de nos jours; les accidents, les graves inconvénients qui résultèrent de leur emploi, ont enfin éclairé les populations sur ce point.

La chaufferette sur laquelle les femmes posent leurs pieds, a moins d'inconvénients que *la pinte, le couvet*, qu'elles plaçaient sous leurs jupes, mais la vapeur du charbon est toujours là encore, qui a ses dangers. La chaufferette à eau bouillante devrait être constamment préférée; son usage, bien sûr, se généralisera.

La cheminée est un moyen de chauffage très salubre et très agréable; c'est un excellent système de ventilation, et rien ne favorise le renouvellement de l'air d'une pièce d'habitation comme un bon feu. Tous, vous avez entendu une sorte de sifflement tout particulier qui se produit quand la flamme est ardente dans le foyer; c'est l'air extérieur qui se précipite dans la pièce à travers les fissures, tous les interstices que peuvent présenter les portes et les fenêtres. N'était la perte considérable du calorique qui se perd par le tuyau de la cheminée — perte qu'on a évaluée aux 9/10, — n'était encore cette circonstance que, si l'on est confortablement, ou même trop chauffé par devant, il est loin d'en être de même par derrière, la cheminée remplirait à souhait tout l'office qu'on attend d'elle. Je dois vous dire cependant que, comme en toutes choses, du reste, le progrès a beaucoup amélioré les cheminées, et que, bien certainement, il n'a pas dit sur elles son dernier mot. La dimension moins considérable, la prise d'air au dehors, les bouches de chaleur, etc., ont déjà laissé loin derrière elles les énormes cheminées qu'on ne trouve plus guère que dans les vieilles maisons d'autrefois.

Le poile de fonte que l'on voit aujourd'hui à peu près partout, est aussi un bon moyen de chauffage, seulement il est indispensable de ne pas chauffer trop fort, de ne jamais faire rougir ce poile, d'établir un vasistas, une ouverture tout près du plafond pour le renouvellement de l'air, et de tenir continuellement sur l'appareil un vase rempli d'eau, dont l'évaporation est destinée à rendre à l'air, qui nécessairement devient trop sec, la dose d'humidité dont la trop grande chaleur l'a privé...

Le calorifère, avec une bonne prise d'air au dehors, est un excellent procédé de chauffage; pourtant, comme avec le poile, il faut s'opposer à la trop grande sécheresse de l'air, au moyen du vase rempli d'eau dont je viens de parler.

Dans le chauffage par le poile, ou le calorifère, et même au moyen de la cheminée, il faut, à l'aide d'un thermomètre, s'assurer que la chaleur de la pièce ne s'élève pas trop; cette chaleur, en général, doit flotter entre 15 et 18 degrés.

Toutes les semaines, généralement, on remet à neuf la fonte du poile ou du calorifère, au moyen de la mine de plomb. La chaleur dégage de cette poudre noire les vapeurs les plus dangereuses. Aussi, si l'on doit faire du feu dans l'appareil, immédiatement après le nettoyage opéré, est-il indispensable d'ouvrir les portes et les fenêtres et de ne les fermer qu'après que toute odeur de mine de plomb a disparu.

Bien des malheurs déjà ont eu lieu à l'occasion d'une imprudence contre laquelle je ne saurais trop vous prémunir. Quand il fait très froid, et au moment de se mettre au lit, il est des gens qui ferment la clé de leur poile, afin de conserver le plus longtemps qu'il est possible une plus grande masse de calorique dans leur appartement. Nombre de fois on a trouvé asphyxiés, morts dans leur lit beaucoup de ceux qui ont agi de la sorte. Le tirage du poile étant empêché, tout l'acide carbonique contenu dans la braise restée dans l'appareil, reflue dans la pièce, et quand celle-ci est étroite, que l'air ne s'y renouvelle point assez, ce gaz nécessairement devient mortel pour ceux qui s'y trouvent... Chaque hiver, les journaux publient de nouveaux cas d'asphyxie survenus de cette manière. Il est bien extraordinaire que de pareils enseignements ne s'opposent point à la production de nouveaux malheurs.

Pour ce qui est du combustible auquel on demande le calorique dont on a besoin, vous le savez comme moi, c'est le bois, le charbon de terre, la tourbe et la motte ; et chacun sait également que le meilleur de tous, c'est le bois dur et bien sec; mais tout dépend ici de la position dans laquelle on se trouve, et de la facilité plus ou moins grande que l'on a de se procurer le moyen de chauffage que l'on doit employer. Je dois vous dire ici que 1 kilogramme de bois, exige pour sa combustion 3 mètres cubes d'air, et que celle de la même quantité de houille en nécessite 8 à 9 ; ce qui vient vous prouver une fois de plus combien la ventilation est indispensable pour la réparation de l'air que la combustion enlève à nos poumons.

Éclairage.

Ce n'est guère que depuis la fin du siècle dernier qu'aux lampes fumantes, aux lampes composées d'une mèche, qui trempait dans un petit vase de cuivre, de ferblanc, ou même de terre, on a substitué des lampes bien mieux appropriées à l'éclairage, et qu'on est arrivé enfin aux lampes d'aujourd'hui. L'éclairage à la chandelle et l'éclairage à la bougie ne sont plus guère que de rares exceptions; c'est la lampe à modérateur que l'on voit à peu près partout. A cette lampe sont venues se joindre les lampes à huile de schiste, au mélange d'essence de térébentine et d'alcool, dit gaz liquide, etc. Mais en général, c'est encore l'huile qui a la préférence sur les divers autres liquides, à cause d'accidents graves arrivés par leur emploi, à cause aussi de l'odeur fort désagréable que ces liquides laissent échapper. Le progrès aussi, le perfectionnement des appareils, l'épuration plus complète des liquides, tout bientôt ne laissera plus à désirer sur ce point. Mais, si nous sommes infiniment mieux éclairés que ne l'étaient nos pères, n'avons-nous rien à regretter de ce côté? — Si, mes enfants. — L'intensité d'une lumière trop vive fatigue considérablement la vue. *Aussi les maladies des yeux se sont-elles beaucoup multipliées* depuis quelques années. Il est un excellent moyen d'y remédier cependant, c'est l'abat-jour, le grand abat-jour de couleur bleue ou verte qui modifie très avantageusement la vivacité des rayons lumineux; c'est aussi la manière de placer la lampe pour la lecture ou le travail : la lumière venant d'au dessus de soi, ou venant par derrière, ou de côté, est celle qui fatigue le moins.

Vous savez, mes amis, que pendant le chauffage une grande quantité de l'air indispensable à notre santé se trouve vicié par la combustion, et qu'une autre partie se trouve complètement détruite au profit de cette même combustion. Il est donc nécessaire que la ventilation vienne encore à notre secours ; aussi je vous recommande de nouveau, à cette occasion, soit le vasistas, soit un des trous ventilateurs dont je vous ai parlé, soit le ventilateur du carreau, qui, bien qu'imparfait, rend déjà de bien grands services, il contribuera puissamment à répandre la ventilation.

Une chandelle consomme et vicie à peu près autant d'air vital que les poumons d'un individu, une bougie en use un peu moins, mais voyez donc ce qu'il en faut pour alimenter une lampe qui donne beaucoup plus de lumière, et, appréciez de la sorte, par vous-mêmes, combien ce renouvellement de l'air de la pièce dans laquelle on s'éclaire doit être soigneusement et largement opéré. Je ne vous parle ni de l'éclairage au gaz ni de divers autres éclairages que je pourrais citer, ces systèmes d'éclairage ne sont point utilisés parmi nous ; mais une lampe que l'on rencontre encore chez beaucoup de personnes, c'est un petit vase en verre ou en cuivre, que l'on remplit d'huile, et dans lequel plonge une mèche verticale qui brûle à nu. L'acide carbonique, les parcelles de charbon, l'odeur de fumée qui dépendent de ce mauvais éclairage peuvent faire beaucoup de mal; bien des gens ne peuvent pas le supporter; il serait bon de l'abandonner tout à fait. Quand on est resté un certain temps dans une pièce étroite ou mal aérée, dans laquelle on s'éclaire de la manière dont je viens de parler, on a de grands maux de tête, les yeux deviennent malades, on tousse, on crache tout noir, etc., on expose beaucoup sa santé.

Depuis l'an dernier, surtout, le commerce produit dans nos petites villes voisines et même dans nos campagnes, une immense quantité de jolies petites lampes à huile de pétrole, dont l'éclairage est très beau en même temps qu'il présente une grande économie. Mais il y a encore ici une odeur désagréable qui porte à la gorge — qui est due à l'évaporation de la partie volatile de l'huile, odeur qui se fait principalement sentir quand la lampe est en repos. — Ce mode d'éclairage dégage aussi une grande quantité de carbone quand la lampe est mal établie et que la combustion reste incomplète. Quelques petites précautions particulières pendant la combustion, et un appareil obsturateur fermant hermétiquement l'ouverture du portemèche, la lampe ne fonctionnant plus, s'opposeraient à toute évaporation, et, par conséquent à toute odeur. On pourrait alors, sans le moindre inconvénient, laisser la lampe sur la table de nuit où l'on vient de l'éteindre, et aussi dans la pièce que l'on habite pendant le jour. Un bouton pareil à celui qui fait mouvoir la mèche et qui tiendrait la place de celui qui, dans les lampes à modérateur, fait monter l'huile, ferait jouer facilement, et sans rien déranger de la lampe, une tige articulée, à bascule et à ressort, qui viendrait se placer sur la partie supérieure du portemèche, et que l'on en retirerait avec la même facilité. Je viens de soumettre mon idée à un industriel très compétent; il en apprécie toute l'importance, et il va s'occuper de la réaliser. Ceux qui ont des lampes pourront, en attendant, imaginer eux-mêmes un petit chapeau ou un coin obturateur qui remplisse le but.

L'éclairage à l'huile de pétrole est plein d'avenir. Il est probable que l'on arrivera à la perfection de plus en plus grande de cet éclairage. Ce qui n'empêchera pas, quand la pièce où il aura lieu ne sera pas très étendue, d'avoir recours à un des systèmes de ventilation dont je vous ai entretenus.

Je ne dois pas vous laisser ignorer, mes enfants, que l'huile de pétrole, de même que plusieurs autres liquides d'éclairage, du reste, est susceptible d'explosions extrêmement dangereuses.

Bien des fois déjà le feu s'est communiqué dans l'intérieur de la lampe, qui a fait explosion quand on ne s'en est pas aperçu assez tôt pour s'y opposer. Plusieurs autres fois ces explosions ont eu lieu par l'imprudence que l'on a eue d'approcher trop près une lumière, une chandelle, par exemple, de la lampe dans laquelle on versait de cette huile de pétrole qui est extrêmement volatile et qui s'enflamme presque avec la rapidité de la poudre. Dans d'autres circonstances, c'est parce que la lampe manquant d'huile en a été remplie pendant qu'elle était encore chaude, que des explosions ont eu lieu. Vous le voyez, il faut prendre les plus minutieuses précautions quand on s'éclaire à l'huile de pétrole. Quand cette huile est bien purifiée, qu'elle n'a subi aucun mélange d'huile, d'alcool ni de houille, etc. et qu'elle ne pèse pas moins de 800 grammes au litre, elle ne présente plus de danger. On peut approcher de cette huile la flamme d'une allumette sans qu'elle prenne feu... Il est donc d'une extrême importance de l'avoir dans toute sa pureté.

On prétend que l'addition de 20 parties d'huile de colza par 100 parties d'huile de pétrole permet de brûler celle-ci dans toute espèce de lampe. Il est bien facile de s'assurer si le fait est vrai...

De ce qui précède, il est facile de déduire de suite que, quand on brûle du pétrole, il est indispensable que celui-ci ne pèse pas moins que je viens de l'établir; qu'il ne faut jamais remettre de nouvelle huile alors que la lampe est encore chaude; que toujours le réservoir de celle-ci doit être assez grand pour contenir plus d'huile que l'on est susceptible d'en consumer dans sa soirée; que quand il n'est pas très grand, il est indispensable qu'il soit en verre ou en porcelaine, afin que l'on puisse voir ce qui se passe, ou si l'huile va faire défaut; que, quand un verre de lampe vient à casser, il faut éteindre immédiatement celle-ci; qu'enfin le pied de la lampe doit toujours être lourd et présenter une grande surface afin de diminuer toutes les chances de ces renversements qui ont tant de fois amené de si graves accidents... Je dois vous dire, en terminant, que pour éteindre l'huile de pétrole en combustion, de même que toute autre huile minérale, ce n'est pas à l'eau qu'il faut recourir, mais au sable, à la terre, à la cendre, au grès qui, en tout, sont préférables...

Maintenant, voulez-vous savoir ce que c'est que cette huile de pétrole dont on parle tant aujourd'hui? C'est une huile qu'on trouve surtout très abondante en Pensylvanie — un des Etats-Unis de l'Amérique du Nord, — où des sources en sont disséminées sur une grande étendue de terrain. On se procure de cette huile, soit dans des puits ordinaires, soit au moyen de puits artésiens. Ces derniers en fournissent d'immenses quantités — des centaines d'hectolitres dans les vingt-quatre heures, — absolument comme d'autres puits du même genre fournissent de l'eau. Tout cela vous paraît bien extraordinaire, bien merveilleux, et vous ne l'auriez jamais supposé, n'est-ce pas? mais c'est assez sur ce point...

Si je me suis aussi largement étendu sur l'éclairage à l'huile de pétrole, c'est parce qu'il m'a semblé que cet éclairage est susceptible de considérablement s'étendre, peut-être même de se généraliser quand des appareils plus parfaits seront établis. On vend aujourd'hui des lampes à double alimentation qui sont déjà un très grand progrès...

Hygiène des saisons.

Il fait déjà bien chaud ce matin, mes petits amis, je crois que la chaleur sera encore plus brûlante, plus accablante aujourd'hui qu'elle ne le fut depuis qu'elle a commencé. Combien doivent souffrir vos pères, vos excellentes mères, tous ces moissonneurs forcés de braver, du matin au soir, cette chaleur excessive qu'à l'ombre même on a tant de peine à supporter!

Je dois vous dire un mot de l'hygiène qu'il convient plus particulièrement de suivre dans chacune des saisons. Je serai bref; ce que je vous ai dit déjà en terminant notre causerie sur les aliments et l'alimentation, me dispensera d'entrer ici dans de plus longs détails.

Je vous l'ai déjà dit, dans l'état ordinaire de l'existence, un adulte perd en moyenne un litre d'eau dans les vingt-quatre heures par les pores de la peau ; vous savez aussi qu'il perd par les poumons à chacune des inspirations ; eh bien, et vous ne vous en douteriez certainement pas, il en sort par cette voie la moitié de ce qui s'échappe par la peau : un demi-litre... Il est à peine nécessaire d'ajouter que, sous l'influence d'une forte chaleur, les proportions que je vous donne sont considérablement augmentées, d'où l'état d'accablement, de faiblesse dans lequel nous nous trouvons.

Rester au soleil le moins qu'il est possible, fermer les volets et les rideaux pendant l'intensité de la chaleur, arroser le devant de sa porte, recourir aux vêtements larges, légers et de couleurs très claires, se coucher tard, se lever de bonne heure, et se peu couvrir dans son lit, tout cela vient de soi, et chacun le fait de son mieux.

Celui qui travaille en plein soleil doit se garantir la tête avec un large et très léger chapeau de paille de couleur blanche, doit avoir à sa disposition plusieurs chemises afin de remplacer la chemise trempée de sueur par une chemise sèche, doit préférer la chemise de coton à la chemise de fil, doit se garder de boire des masses d'eau ainsi qu'il le fait. Plus on boit, plus on veut boire, et cela sans amoindrir la soif; plus on boit, et plus abondamment on sue, et plus, par conséquent, on perd ses forces. Chacun peut s'assurer de l'exactitude du fait et en faire son profit. C'est surtout quand on boit beaucoup d'eau que l'on sue davantage, aussi importe-t-il, quand on se trouve dans l'impossibilité de boire autre chose, d'ajouter à cette eau du vinaigre ou mieux de l'eau-de-vie.

Il est une boisson qui rend aux moissonneurs les plus grands services, et dont déjà plusieurs de vos pères se sont parfaitement trouvés, c'est une infusion de café dans les proportions de 30 grammes de poudre de café par litre d'eau; on peut sucrer si l'on veut... Cette boisson étanche parfaitement la soif, soutient les forces, s'oppose à ces transpirations énervantes qui tuent les moissonneurs, et aux dyssenteries qui leur sont si familières. Une excellente chose encore dans les moments d'excessive chaleur, alors que les boissons prises avec trop d'abondance entraînent de si fâcheux effets, c'est de résister à la soif que l'on éprouve, et de chercher à l'étancher en mâchant des fruits ou des herbes acides, en tenant de l'eau froide dans sa bouche, en y mettant et y gardant le noyau d'un fruit, ou bien en suçant quelques pastilles de Vichy...

Dans les saisons chaudes, il faut, comme dans les climats chauds, vous vous le rappelez, il faut des aliments légers, une nourriture tirée plutôt du règne végétal que du règne animal. Trop de viandes, de viandes grasses surtout, ferait beaucoup de mal. Il en serait de même des boissons spiritueuses, de l'eau-de-vie principalement. A toute époque de l'année, l'eau-de-vie, prise avec excès, est une grande cause de maladies; dans les moments des chaleurs, c'est un véritable poison, et, loin de rafraîchir, l'eau-de-vie échauffe considérablement. Une petite quantité de bon vin fait du bien. Les acides, les limonades gazeuzes, les sucs de groseilles, de cerises et la substance de ces derniers fruits font beaucoup de bien également.

Pendant l'hiver, le régime doit être plus animalisé, plus abondant, plus riche en substance nutritive; la viande doit y dominer. Les viandes grasses, loin d'être nuisibles durant cette saison, sont, au contraire, très avantageuses. Un peu d'eau-de-vie, mais de bonne eau-de-vie, fait du bien. De même les boissons spiritueuses font beaucoup de bien aussi, surtout quand la nourriture est insuffisante. Il est à peine nécessaire d'ajouter que les vêtements doivent être épais, moelleux, chauds; que les habitations doivent être convenablement chauffées, et que si, en toute saison, les apppartements doivent être soigneusement aérés, c'est encore pendant l'hiver qu'il faut redoubler d'attention sur ce point... Le séjour plus prolongé dans les demeures, le feu que l'on y fait, l'éclairage auquel on y recourt, tout fait une loi d'ouvrir, au moins tous les matins, chacune des pièces que l'on a habitées. C'est surtout encore quand le chauffage a été opéré au moyen du poile, et que les pièces d'habitation sont de petite dimension, que leur ventilation est devenue plus indispensable. Je ne saurais trop le redire, l'air pur est aussi indispensable à la vie que l'est le pain lui-même. Un système de ventilation, dans chacune des pièces d'habitation, doit donc être institué partout : je ne saurais trop revenir sur ce point...

Au printemps, l'alimentation doit être moins abondante et moins riche pour éviter les maladies inflammatoires auxquelles alors on est beaucoup plus prédisposé. Il faut bien se garder de se dégarnir trop tôt de ses habits d'hiver, et de se faire couper les cheveux trop près de la peau chevelue : des rhumes, des glandes, des ophthalmies — inflammations des yeux, — etc., en pourraient être le résultat.

En automne, le régime doit être un peu

plus nourrissant, un peu plus tonique qu'en été. L'usage abusif des fruits peut donner la dyssenterie et plusieurs autres maladies. Les vêtements doivent de bonne heure être chauds. Les premières impressions d'un froid vif deviennent la source de beaucoup de maladies.

Je ne vous en dis pas davantage sur l'hygiène des saisons ; ce que vous saurez de l'hygiène qu'en général il nous faut suivre, vous suffira pour suppléer aux omissions que je peux faire ici... Vous le savez, nous n'avons pas beaucoup de temps à consacrer à ces quelques leçons, il me faut faire en sorte de vous parler un peu de tout.

L'atmosphère.

Asseyons-nous à l'ombre de ces grands chênes, et en admirant la belle végétation et le charmant paysage qui se déroulent devant nous, jetons les yeux vers le ciel, vers ce bleu d'azur aujourd'hui si pur de tout nuage : contemplons, étudions et inclinons-nous.

L'atmosphère, mes enfants, c'est cette couche d'air qui, placée entre nous et cette plaine immense, infinie, dans laquelle se meuvent le soleil, la lune et les étoiles, nous entoure de toute part, nous presse en tout sens, et sans laquelle tout serait encore dans le rien du néant.

Des savants ont établi que la hauteur de l'atmosphère est de 15 a 20 lieues; d'autres ont porté cette hauteur à 25 lieues ; il en est même qui ont été jusqu'à 100 lieues; ce qui fait voir que nos connaissances sur ce point sont loin d'être complètes. On est plus d'accord pour ce qui est de sa pesanteur qu'on évalue généralement de 16 à 18 mille kilogrammes... Chacun de nous porte donc l'énorme poids de 33 à 36 mille livres d'air !... Cela vous paraît extraordinaire, n'est-ce pas ? eh bien, cela est, et il est indispensable qu'il en soit ainsi, que l'homme se trouve enveloppé, pressé de toute part comme il l'est, sans quoi il ne lui serait pas possible de vivre. Quand on s'élève dans un ballon à la hauteur de 3 à 6 mille mètres, ou seulement quand on arrive au sommet des plus hautes montagnes, on sent bien vite que la vie ne resterait pas longtemps possible dans de telles conditions; et si l'on voulait s'opiniâtrer à ne pas descendre, le sang ne tarderait pas à s'échapper par la bouche, les oreilles, les yeux, etc., ce sang ne se trouvant plus suffisamment maintenu dans ses vaisseaux par la forte pression qui l'y retenait, absolument comme la boisson s'échapperait du tonneau dont on aurait ébranlé ou enlevé le fausset.

L'atmosphère renferme un gaz qu'on appelle oxygène, air vital, et sans lequel nous ne pourrions point exister... A chacune de nos inspirations, un tiers de litre d'air atmosphérique se précipite dans nos poumons, et c'est l'oxygène que contient cet air qui vivifie notre sang ; qui, de noir qu'était ce sang à son arrivée dans les poumons, le fait redevenir rouge comme il l'était au moment où le cœur l'avait envoyé porter la vie dans toutes les parties du corps, comme je vous en avais déjà dit un mot... A chacune des pulsations de notre cœur, une portion d'atmosphère circule avec notre sang; et, à chacune des bouchées de pain que nous ingérons, une petite portion encore en est portée dans notre tube digestif avec elle et poussée par elle... Vous le voyez, l'atmosphère joue un rôle immense dans la nature, et, sans que j'aie besoin de vous le dire, vous savez comme moi que tous les animaux qui peuplent le monde respirent, mangent, vivent, etc. de la même manière que nous.

A chacune de nos respirations, à chacune des respirations des animaux, à l'occasion de de toutes les combustions que nécessitent le chauffage et l'éclairage, dans les diverses circonstances des besoins de la vie et des industries de l'homme, une certaine dose d'acide carbonique est produite, qui vient se mêler à l'air au milieu duquel nous sommes placés ; donc cet air s'altère, se vicie, s'empoisonne de tout cela. Des savants ont établi que dans l'état normal de l'atmosphère, l'air contient 4 parties d'acide carbonique sur 10,000; et que quand il est arrivé à contenir de cet acide 4 parties sur 1,000, il est déjà très insalubre, et que sa respiration amène des malaises qui dénotent un commencement d'asphyxie... A ce gaz acide carbonique que renferme l'atmosphère, viennent se joindre encore et la vicier à leur tour, les émanations, les miasmes provenant de la terre, des exhalations et des putréfactions végétales et animales qui s'y produisent à tous les instants.

On sait qu'un homme adulte, un seul individu, consomme annuellement 50,000 mètres cubes d'oxygène; quelle quantité de cet oxygène faut-il donc pour subvenir aux besoins de tout ce qui respire, et comment se fait-il que depuis que le monde est monde tout l'oxygène contenu dans l'atmosphère n'ait pas déjà disparu, ou qu'il n'en disparaisse infailliblement dans un temps déterminé?... Il y a bien les vents qui remuent, agitent, brassent l'atmosphère dans tous les sens; le soleil qui attire dans le haut ce qui était en bas; les pluies, les orages qui apportent aussi les modifications qui leur sont propres; mais tout cela ne rend pas à l'atmosphère les masses d'oxygène qui, à tout instant, lui sont enlevées. Si le danger disparaît pour les uns, il est là pour les autres, absolument comme si l'air d'une chambre dans laquelle un individu vient de s'asphyxier au moyen du charbon, passait avec tout son acide carbonique dans une pièce voisine très exactement close. Il a tué dans la première chambre, il tuerait dans la seconde. Mais Dieu, dans son éternelle sagesse, n'a pas voulu qu'il en fût ainsi; il a établi un immense laboratoire ou fabrique d'oxygène, destiné à réparer incessamment les pertes incessantes qu'il importe absolument d'équilibrer... Où est donc cette fabrique, me direz-vous? où a-t-on pu placer un tel appareil? Cet appareil, comme son auteur, est partout, partout... Il est là au dessus de nos têtes, dans les feuilles de ces arbres ; il est là devant nous dans cette luxuriante verdure qui s'étale à nos yeux ; il est dans ce gazon, dans chacun des brins d'herbe sur lesquels nous sommes assis; il est dans les parties vertes de tous les végétaux que la nature produit.. Si nous, nous absorbons de l'oxygène pour vivifier notre sang, entretenir notre vie; le végétal, lui, sous l'influence de la lumière solaire, absorbe de l'acide carbonique au moyen de toutes ses parties vertes ; il décompose cet acide, s'en approprie le carbone, et rejette au dehors, par les pores de ses feuilles, tout l'oxygène qui était combiné avec la portion d'atmosphère qu'il avait aspirée. Ainsi donc, mes enfants, à mesure que les animaux, que les diverses combustions qui s'opèrent au milieu de nous, vicient, empoisonnent l'atmosphère, les végétaux la purifient, lui rendent sa vitalité... Encore une fois, admirons, adorons, prosternons-nous !

Vous le voyez, ce que je viens de vous expliquer est absolument l'inverse de ce que je vous ai dit déjà, et cela à cause de conditions toutes différentes : pendant le jour, sous l'influence de la lumière et des rayons solaires, les parties vertes des végétaux exhalent de l'oxygène ; au contraire, à l'ombre et durant la nuit, c'est de l'acide carbonique qu'ils laissent échapper.

Piqûres d'insectes vénimeux ; morsures d'animaux enragés, etc.

Qui vient de jeter un tel cri ? — C'est cette petite fille qu'une guêpe a piquée à la figure. — Nous n'avons rien de ce qu'il faudrait pour rapidement diminuer la douleur et nous opposer au gonflement considérable qui, bien probablement, va se manifester. Mais hâtons-nous de nous assurer si l'aiguillon de la méchante bête n'est pas resté dans la piqûre, et si nous l'y apercevons, ôtons-le avec la pointe d'une épingle ou celle d'une aiguille, c'est la première chose à faire dans de pareils cas. Si la vésicule qui renferme le venin était restée au dehors de la plaie, il faudrait avec des ciseaux s'empresser d'enlever cette vésicule, en prenant bien soin de ne pas la crever. Maintenant, que l'une de vous reconduise au village cette petite camarade, et sa sœur aînée appliquera sur la piqûre un linge plié en plusieurs doubles, imbibé d'eau froide fortement salée que l'on aura soin de renouveler fréquemment. L'eau salée froide est un excellent moyen; elle est préférable au vinaigre, à l'alcali, qui font aussi beaucoup de bien. Cependant à défaut de vinaigre et d'alcali, on se servira d'huile, de suc de mauve ou de persil. Les piqûres de l'abeille et du frelon doivent être combattues de la même manière. Survient-il ensuite une violente inflammation, le médecin arrive et il la combat.

Mais un accident beaucoup plus grave peut arriver; une guêpe peut vous piquer au voile du palais, à la base de la langue, dans la gorge, et la piqûre être suivie d'un gonflement tel qu'une suffocation mortelle en soit la suite. Il faut donc bien se garder de mordre dans un fruit dans lequel pourrait se trouver une guêpe, ou boire dans un verre ou dans une bouteille dans lesquels un ou plusieurs de ces insectes a pu se glisser... Le malheur est-il arrivé, il faut s'empresser de porter avec le doigt, sur la partie piquée, du sel ou de l'alcali; ou bien faire avaler au blessé, et par petites gorgées, de l'eau excessivement salée; de l'eau saturée de sel.

Les piqûres du cousin et du taon sont traitées efficacement par l'alcali, immédiatement appliqué. C'est encore quelque chose de bien agaçant, de bien pénible et qui dure bien longtemps, qu'une piqûre de taon ou de cousin. Aussi quand on suppose que l'on peut être piqué par un de ces insectes, est-il prudent d'avoir sur soi un petit flacon d'alcali.

Arrivons à quelque chose de beaucoup plus grave; occupons-nous un instant de la morsure d'un animal enragé...

Vous le savez, n'est-ce pas, quand on a le malheur d'être mordu par un chien enragé, si la dent de l'animal ne s'est pas essuyée au passage dans quelque étoffe protectrice, si la bave envenimée a pénétré dans la plaie, et si elle n'y est à temps complètement détruite, infailliblement on devient enragé, et l'on meurt dans les tourments les plus terribles, les plus effroyablement affreux.

La première chose à faire quand on a le malheur d'être mordu par un animal enragé, et que la partie où siége la morsure le permet, c'est d'appliquer une ligature fortement serrée entre cette morsure et le cœur, de presser la plaie dans tous les sens afin d'en faire sortir le venin, et de laver celle-ci à grande eau si l'on en a à sa disposition, et même avec de l'urine à défaut d'eau. Le vin, le cidre, la bière, pourraient être utilisés également. Mais l'eau est préférable, surtout l'eau douce, qui entretiendra le mieux l'écoulement du sang, écoulement qui facilitera la sortie du venin. Le chlorure de chaux liquide, et l'eau de javelle pourront être avantageusement employés; injectés au moyen d'une seringue, ces liquides pénétreraient mieux au fond de la plaie et la débarrasseraient plus efficacement du virus... Une forte succion au moyen de la bouche, si celle-ci est exempte d'excoriations par lesquelles le poison pourrait s'inoculer, serait un excellent moyen à employer. Une ventouse remplirait à peu près le même but; mais une petite seringue, dont la canule aurait l'avantage de pénétrer dans toutes les sinuosités de la plaie, et avec laquelle on ferait le vide, serait meilleure encore que la succion et la ventouse. Je vous recommande beaucoup ce petit moyen qui est à la portée de tous.

Pendant que l'on donne au blessé les soins que je viens d'indiquer, il faut s'empresser de se mettre en mesure pour bien vite appliquer le seul remède réellement efficace, celui sur l'infaillibilité duquel on peut absolument compter : la cautérisation de la plaie : la destruction complète du virus. Cette cautérisation, quand l'état de la plaie le permet, doit être pratiquée avec un morceau de fer approprié et rougi à blanc; elle est moins douloureuse que faite avec les acides minéraux concentrés — acides nitrique, sulfurique, etc., l'huile bouillante, la chaux, etc., etc. — Cependant, quand la plaie est profonde, très sinueuse, le nitrate acide de mercure est un très bon caustique à mettre en usage; il pénètre partout et détruit parfaitement le virus. Comme les parties qu'il touche se trouvent jaunies, il est facile de s'assurer que rien n'a été oublié... Cet acide, comme les autres, on le trouve chez les pharmaciens.

Un pareil malheur arriverait à l'un de vous, mes enfants, ou bien aurait-il lieu sous vos yeux, qu'il ne vous serait guère possible, je le sais, de mettre en pratique tout ce dont je viens de vous entretenir; mais, connaissant les moyens sur lesquels on peut le plus compter, le cas échéant, vous vous empresseriez de les indiquer à ceux qui, plus aptes que vous, arriveraient auprès du blessé. En attendant, vous useriez, vous, de ceux qui se trouveraient à votre portée... A son tour, le médecin arrivera, qui parachèvera l'œuvre, et l'individu sera sauvé...

Malgré les lumières du grand siècle dans lequel nous vivons, il y a encore bien des erreurs et bien des préjugés : il y a encore tant de gens dépourvus de toute instruction!...

Vous avez entendu parler des fameuses omelettes que l'on fait manger aux malheureux qui ont subi la morsure d'un animal atteint de la rage ; vous avez entendu parler également de diverses pratiques magiques ou superstitieuses après lesquelles jamais la rage ne se développe... Erreur, mille fois erreur!... Un seul moyen, retenez-le bien, et le redites bien haut, un seul moyen peut s'opposer au développement de la rage quand le virus en est inoculé, je vous le répète, c'est l'élimination, c'est la destruction de ce dernier, et jusqu'à ce jour, la cautérisation est l'unique moyen à employer avec certitude du succès... Que les omelettes, que les panacées dites antirabiques viennent ensuite ranimer le courage, raffermir l'imagination si légitimement ébranlée, quand on a foi en ces sortes de choses, c'est très bien; mais que toujours, j'y reviens encore, le poison ait, au préalable, été anéanti : rien ne peut que cette destruction...

Jusqu'ici, mes petits amis, aucun préservatif autre que celui dont je vous parle, et aucun remède curatif de la rage n'a été découvert... En sera-t-il toujours ainsi? — Je ne le crois pas. — Le ciel a permis la découverte de la vaccine, de ce miraculeux virus à l'aide duquel on s'oppose infailliblement aux ravages de la maladie la plus épouvantable peut-être de toutes celles qui viennent sévir contre notre pauvre humanité; pourquoi quelque beau jour encore, le bon Dieu n'inspirerait-il pas de même à un nouveau Jenner, un préservatif moins terrible que la cautérisation, et même un remède curatif de la rage? Et pourquoi n'en deviendrait-il pas de même à l'égard de plusieurs incurables et si dépopulatrices maladies?... Le génie de l'homme, mûri par les siècles, est inspiré d'en haut pour arriver à tout... Espérons donc...

Je ne terminerai pas cette instruction, sans vous dire un mot aussi de la morsure de la vipère. Cette morsure, qui est suivie des accidents les plus formidables, réclame l'emploi des moyens prompts et énergiques. Ici, comme dans le traitement de la morsure d'un animal enragé, il faut s'empresser de détruire le venin, de l'empêcher de pénétrer trop avant dans l'économie : la ligature entre le cœur et la plaie, les lavages, les pressions pour faire sortir le venin; la succion à l'aide de la bouche ou de la ventouse; la cautérisation avec un des acides concentrés que vous connaissez; des applications de linges trempés dans l'alcali; tout cela doit être fait pendant que l'on est allé chercher un médecin... Seulement, sachez que si la vipère est commune aux environs de Lyon, de Grenoble, de Poitiers, dans la forêt de Fontainebleau, elle est extrêmement rare dans nos localités. Sa piqûre n'est guère mortelle que chez les enfants, les êtres débiles, et que quand cette piqûre a été faite au cou...

Les orages.

Le ciel se charge de gros nuages noirs, le tonnerre gronde au loin, il faut nous hâter de rentrer et de reporter dans notre herboristerie des pauvres, avec celles qui y sont déjà, toutes les plantes médicinales dont nous avons fait une si riche moisson dans notre promenade d'aujourd'hui... Si nous restions sous cet arbre, nous courrions risque d'être foudroyés; rien n'attire la foudre comme les grands arbres, comme les arbres isolés — les grands chênes surtout, — comme les clochers, comme tous les objets élevés. Vous avez entendu dire bien des fois que des individus ont été tués par le tonnerre au pied des arbres sous lesquels ils s'étaient placés; vous savez que la foudre est tombée sur une infinité de sonneurs quand on avait le préjugé de croire que le son des cloches détournait l'orage. On ne les sonne plus aujourd'hui; et vous vous rappelez tous que deux personnes d'une de nos communes voisines ont été gravement frappées du tonnerre près d'une meule contre laquelle elles avaient cru trouver un abri...

Si la pluie nous prend avant que nous ne soyons rentrés, nous nous laisserons mouiller, tremper jusqu'aux os, si cela doit être, l'eau sert de paratonnerre — et nous nous garderons bien de courir, car le courant d'air que nous établirions pourrait nous faire foudroyer. Ceux qui sont à cheval ou en voiture et qui vont à grande vitesse sont encore plus exposés, le courant d'air se trouvant de beaucoup augmenté. Rentrés chez nous, nous fermerons les portes, nous ne nous placerons ni contre la cheminée, ni contre les fenêtres, ni contre une glace, ces endroits sont dangereux. Nous ne nous placerons pas non plus contre des masses de fer, et nous ne garderons aucun métal sur nous, même notre couteau : tous les métaux attirent l'électricité. Pour plus de sûreté encore, on pourra interposer entre soi et le sol un corps non conducteur de l'électricité, du verre par exemple. Mais le moyen par excellence ce serait de se placer sur un hamac qui serait suspendu à des cordes de soie au milieu d'un appartement très spacieux. Ce hamac vaudrait beaucoup mieux que les caves au fond desquelles vont se blottir certaines personnes pendant un violent orage. Si ces caves sont très profondes et sans le moindre courant d'air, on n'y court aucun danger; mais ces deux conditions se réunissent rarement... Quelque chose que je ne dois point omettre de bien vous défendre, c'est de fixer les éclairs comme le font certains imprudents. L'affaiblissement considérable, même la perte totale de la vue peuvent être le résultat de cette manière de faire. Bien des fois déjà de pareils malheurs ont eu lieu... Mais, en parlant d'éclair, en voici un bien terrible qui vient de sillonner la nue, le coup de tonnerre qui va suivre sera sans doute très violent... Le voici, avec quel fracas il déchire l'atmosphère et roule ses épouvantables échos!!...

On a cherché à approximer la distance à laquelle on se trouve du nuage chargé d'électricité, et l'on a admis assez généralement que cette distance est d'environ une lieue par chaque seconde qui sépare l'éclair de la détonation. On a pris pour base de ce calcul les 337 mètres que le son parcourt par seconde et les 308,000 kilomètres environ que parcourt la lumière dans le même temps. Il y a donc d'autant plus de sécurité pendant un orage que le grondement du tonnerre suit l'éclair de plus loin...

Tous les savants ne sont pas d'accord sur cette manière de juger à quelle distance on se trouve d'un orage; il en est même qui trouvent que la chose ne se peut pas. Mais, un fait qui n'entre point dans leurs dissidences, c'est que l'éclair, c'est la foudre elle-même, et que par conséquent c'est l'éclair qui foudroie, qui brûle, qui tue!... Celui qui a vu l'éclair et qui entend le bruit du tonnerre n'a donc rien à craindre, quelque formidable même que soit le roulement qui fait tout trembler autour de lui. On sait, en effet, que la bête est tuée avant que le coup de fusil n'éclate, et tous ceux qui ont assisté de loin au tir du canon en ont vu le feu, un certain temps même avant d'en entendre l'explosion...

Mais, une personne vient d'être frappée par la foudre, elle est là gisant sur le sol, faut-il l'abandonner? Assurément non; il faut, au contraire, s'empresser de la secourir... De larges aspersions d'eau froide sur la face et sur toute la surface du corps, ou mieux de nombreux seaux d'eau y projetés avec force, sont les meilleurs moyens à employer; viennent ensuite les applications froides sur la tête, les frictions générales pratiquées avec une brosse, du linge, ou même un bouchon de paille. En même temps que plusieurs personnes se chargent de ces frictions, d'autres promènent sous le nez de l'alcali, des allumettes brûlantes ou de l'amadou allumée, insufflent de l'air dans la poitrine de l'asphyxié en appliquant leur bouche à la sienne et en lui pinçant les narines avec les doigts, cherchent à rappeler la respiration par des pressions alternatives exercées avec les mains, l'une placée sur la poitrine, l'autre sur la région de l'estomac... Comme remède extrême, il faut mettre l'individu soit dans un tas de fumier, soit dans un trou fait dans la terre, la tête au dehors, bien entendu, ce moyen a quelquefois été suivi de succès. Un fer à repasser bien chaud, promené le long de la colonne vertébrale — l'épine du dos, — des marteaux trempés dans l'eau bouillante et posés à plusieurs reprises sur la poitrine et le creux de l'estomac, de larges gouttes de cire à cacheter brûlante qu'on laisse tomber sur ces mêmes parties, peuvent être utilisées également... Du moins, en agissant ainsi, on a fait ce qu'il était humainement possible de faire, et l'on n'est pas resté passif auprès d'un malheureux qu'on aurait pu sauver...

Erreurs et préjugés.

Il est des gens qui se croient malades, ou qui, dans la pensée de ne pas le devenir, font abus de médecines, d'élixirs qui expulsent du corps, la bile, les humeurs, *les glaires* dont le séjour, pensent-elles, leur ferait beaucoup de mal. Elles s'applaudissent du nombre considérable de selles qu'elles obtiennent; et, quand elles vont jusqu'à rendre du sang, ce qui a lieu trop de fois, elles s'extasient sur la vertu du remède qui a si merveilleusement opéré.

Deviennent-elles malades? c'est parce qu'elles n'ont point agi assez tôt, ou qu'elles n'ont pas été suffisamment purgées... Quel malheur, mon Dieu, qu'une pareille pratique !... Si vous saviez, mes enfants, combien de graves maladies elle a fait surgir ! Ne la suivez jamais, vous, et détournez-en ceux qui la suivent. Les purgatifs qui font tant de bien quand on en a besoin, sont de très dangereux agents dans les cas contraires; ils ont tué nombre de gens... On ne doit y avoir recours que sur le conseil de son médecin.

D'autres personnes ont la manie de se faire pratiquer chaque année une ou plusieurs saignées de précaution, comme elles le disent; c'est encore une très mauvaise habitude, et qui a ses dangers. Partisans des saignées, gardez votre sang tant que quelque impérieuse nécessité ne commandera point de vous en faire ôter... Le médecin, jamais ne doit céder au désir de qui l'appelle pour se faire saigner, si celui-ci ne doit par l'être... Le sang est l'aliment de la vie, pourquoi donc tant le craindre?... Pourquoi en le perdant s'exposer à devenir malade? Et puis, si l'on vient à rompre ces saignées habituelles sans prendre les précautions voulues, combien de fois n'appelle-t-on pas sur soi la maladie?...

Le chef d'une famille est souffrant; sa femme change, dépérit; son enfant languit, s'affaiblit, maigrit de jour en jour; vite, il faut aller porter de l'urine à un guérisseur infaillible, faire venir chez soi le vieux monsieur que vous savez, et que son habit d'autrefois aurait bien dû empêcher de se faire sorcier; se rendre chez cet autre intrigant qui se dit le fils d'un médecin célèbre et l'héritier du vieux curé qui, lui aussi, a fait tant de dupes et qui, forcé de fuir au loin, a laissé son savoir à son ami; ou aller consulter le devin de la commune voisine qui est, dit-on, si prodigieusement inspiré... On perd de la sorte un temps toujours si précieux; les malaises augmentent, la maladie survient, le mal marche, progresse, s'aggrave, et, trop souvent, hélas! quand on va chercher le médecin, il est trop tard!... Ah! mes enfants, soyez-en sûrs, il n'y a plus de sorciers; tous sont morts, je vous l'ai dit déjà; ceux-ci ne vivaient que dans les ténèbres, et la lumière du siècle les a chassés. Cela veut dire qu'il n'y en a jamais eu, que, peu à peu, avec le progrès des connaissances humaines, leur pouvoir magique s'est éclipsé... Ceux qui passent encore pour tels aujourd'hui, ne sont pas plus sorciers que vous ni moi, ce sont des intrigants qui font des dupes, qui profitent de l'ignorance et de la superstition du petit nombre d'individus qu'ils exploitent. Vienne une instruction plus solide et partout répandue, les prétendus sorciers qui nous restent s'en iront bien vite rejoindre leurs devanciers. Pour ce qui est des guérisseurs auxquels on soumet son urine, et de ceux qui, au moyen d'une jarretière, découvrent qu'un enfant est tenu d'un père, d'un aïeul, d'un oncle ou d'une tante ayant besoin de prières, on ne ferait qu'en rire, si leurs absurdes jongleries n'étaient pas si préjudiciables à l'humanité... Il en serait de même de ces autres médecins qui, endormis, les yeux obstrués par le plus épais bandeau, n'en voient pas moins durant leur prétendu sommeil, non-seulement ce qui se passe bien loin d'eux, mais encore ce qui s'opère dans votre propre organisation, et les maladies dont vous êtes atteints... Il ne se fait plus de miracle, dit-on de toute part; en saurait-il donc être de plus grands? Voir dans l'intérieur des corps, voir les maladies qui nous frappent, voir les remèdes qu'il convient de leur opposer... Quoi de plus prodigieux? ces gens là sont de véritables dieux... Mais, c'est que les miracles qu'ils annoncent s'évanouissent au moindre examen sérieux auquel on les soumet, et que bientôt il n'en reste plus rien, rien que le ridicule... Je n'en parlerais même pas s'il n'en résultait aucun mal... Mais, de pauvres malades trop confiants, prennent une foule de remèdes pendant l'emploi ou sous l'influence desquels leur maladie s'aggrave ; est-il quelque chose de plus malheureux? Et puis, l'argent que ces drogues et ces consultations leur coûtent et qui laisse un si grand vide dans le petit pécule si péniblement amassé de la plupart de tous ces croyants... Tout cela est bien fâcheux, bien triste et bien digne d'attirer toute la bienveillante attention de l'autorité. Que la lumière de l'instruction perce, qu'elle augmente donc de plus en plus, qu'elle démasque et fasse fuir enfin tous ces dangereux et perfides charlatans...

Il y a des personnes qui, malades, n'appelleraient pas un médecin à de certains jours, *en des jours malheureux*, comme elles le disent, parce que si une saignée était faite, si une médecine était prise en un de ces jours, la mort s'ensuivrait infailliblement; il faut attendre un *jour heureux* pour se faire traiter: Bien que très jeunes, vous comprenez, n'est-ce pas, tout l'absurde d'un pareil préjugé. Reléguons-le donc bien vite à côté de celui qui défend de mettre une chemise un vendredi, ou qui prononce à l'avance la mort dans l'année de l'une des treize personnes qui se trouvent réunies à la même table... Quand les treize individus attablés sont en parfaite santé, chacun rit ordinairement du fatal oracle; mais quand quelqu'un de la société est souffrant, d'une santé chancelante, quelles inquiétudes, quels tourments ne surgissent-ils pas, qui peuvent dangereusement impressionner? On le sait, vérification en ayant été faite bien des fois, il est assez rare que le fatal pronostic se réalise ; mais qu'y a-t-il donc d'extraordinaire que sur treize personnes, une vienne à mourir dans l'année, et sans que le nombre treize soit pour quelque chose dans ce résultat ; et, n'est-il donc pas de toute évidence pour tous, que si l'on était 14, 15, 16 ou 17 à table, les chances de mortalité seraient plus grandes encore? Vous le voyez, il suffit d'un peu de réflexion pour apprécier à leur valeur la plupart des préjugés qui survivent encore à tant d'autres qui, depuis longtemps, ont cessé d'avoir cours.

Une épidémie survient-elle dans une commune, certaines personnes s'enferment hermétiquement chez elles, calfeutrent leurs fenêtres, ont du camphre sur elles, en répandent sur leur lit, leurs chaises, en couvrent tous leurs effets.

Vous savez, mes enfants, que pour conserver sa santé, il est indispensable de respirer un air pur, un air fréquemment renouvelé, voyez donc tout le mal que se font ces esprits par trop timorés... En temps d'épidémie, vivez comme vous avez l'habitude de vivre; faites de l'exercice en plein air, soyez plus attentifs que jamais à éviter toute espèce d'excès; et, s'il devient nécessaire que vous restiez auprès d'un des malades frappés par l'épidémie, gardez-vous religieusement d'avaler votre salive, au contraire, crachez fréquemment ; la salive s'imprègne vite de tout les genres de miasmes, et il est toujours extrêmement dangereux d'ingérer des miasmes, c'est déjà trop d'en respirer... Soyez, restez fermes, ne vous laissez point abattre par la peur ; rien comme celle-ci ne donne prise à la maladie... Qui a peur est à demi vaincu, répète-t-on de toute part ; cela est vrai, ici comme en une foule d'autres choses...

Une personne est malade, il devient nécessaire de renouveler son linge, on lui met une chemise qu'un des siens a retirée, des draps dans lesquels on a couché pendant un mois... Mettez donc du linge blanc, toujours du linge blanc... Imaginez tout ce dont s'est imprégné d'impur, au contact du corps, le linge qui a servi. Et pourquoi s'opiniâtrer de la sorte à ajouter une grande cause d'insalubrité de plus à toute l'insalubrité qui, déjà, provient de la maladie ?...

Dans les campagnes, et même aussi dans les villes, on pense assez généralement que quand un enfant est faible, il est absolument impropre au travail des champs, et on le met en boutique ou dans un bureau... On fait tout le contraire de ce qu'il conviendrait. L'exercice, l'exercice en plein air surtout, voilà ce qui donne des forces, ce qui aide considérablement au développement de l'individu... Voyez les hommes de bureau, voyez les boutiquiers, voyez les jeunes personnes sédentairement assises, à broder ou à faire des gants; voyez les cordonniers, les tailleurs, etc., etc., et comparez la force, le teint, la santé de ces sortes de travailleurs, avec la santé, la vivacité du coloris, le développement musculaire de ceux qui passent la majeure partie de leur existence au milieu des champs, au travail de leurs bras, et dites-moi de quel côté on trouve les plus forts, ceux qui se portent le mieux, ceux qui sont le moins fréquemment malades? Le travail en plein air favorise la digestion, la nutrition, la respiration, tout ce qui constitue la force et la santé... L'homme qui travaille au dehors, respire, comme on le dit, à pleins poumons. L'air abondant et pur qu'absorbent ces derniers, vivifie, transforme, brûle, expulse tout ce qui doit être vivifié, transformé, brûlé, expulsé — déjà je vous ai dit un mot de tout cela. — L'homme sédentaire, lui, l'homme qui lit, qui écrit, qui travaille de la tête, respire beaucoup moins fréquemment, beaucoup moins profondément; de là, gêne, perturbation, affaiblissement, maladie... Aussi, quand on passe sa vie au travail du cabinet, de la chambre, de la boutique, de l'atelier, est-il indispensable d'interrompre fréquemment son travail pour se livrer à quelque exercice en plein air, et convient-il d'adopter une petite gymnastique pulmonaire consistant à s'imposer à plusieurs reprises de fréquentes et profondes inspirations qui suppléent à celles qui, pendant le travail, se trouvent en moins... Vous, mes amis, vous avez vos jeux, vos courses, vos récréations qui viennent vous reposer de vos devoirs de classes et réparer ce que vos corps ont perdu pendant le repos forcé auquel vous avez dû être soumis... L'exercice repose des travaux de la pensée, et ces derniers reposent du travail musculaire. Retenez bien toutes ces petites choses et faites-en votre profit.

Je pourrais étendre bien davantage cette causerie sur les erreurs et les préjugés que l'on rencontre encore dans le monde. Mais, le temps passe si vite, il va bientôt nous manquer, et il me reste encore tant de bonnes choses à vous dire. J'en resterai donc là sur ce sujet. Le peu que je vous en ai dit vous suffira, je l'espère, pour vous faire voir tout le ridicule et en même temps tout le danger d'une foule d'autres croyances populaires ayant plus ou moins de traits de rapprochement avec celles que nous venons de passer en revue; et vous le saluerez d'un sourire de pitié, j'ai pensé dire de mépris...

Hygiène de l'âme.

On vous l'a dit, mes enfants, nous sommes formés de deux principes tellement liés ensemble, tellement dépendants l'un de l'autre, qu'ils semblent n'en faire qu'un : la matière et l'esprit ; le corps et l'âme. Pour que la santé reste bonne, pour que l'homme soit réellement heureux, il faut que le corps et l'âme se trouvent en parfaite harmonie ; il faut que ni l'un ni l'autre ne soit en proie à aucun genre de souffrance ; il faut que la matière ne fasse point ce que l'esprit défend... Bien que très jeunes encore, il est impossible que déjà vous n'ayez éprouvé quelque peine, peut-être même quelque profond chagrin. Eh bien, si ces peines, si ces chagrins avaient duré longtemps, croyez-vous que votre santé n'eût eu rien à souffrir ? Non, n'est-ce pas... Et puis, c'est si peu de chose, c'est si passager que les chagrins qu'on éprouve à votre âge !... Quand l'âme est plus gravement malade, donc, quand des peines répétées l'attristent, quand des remords incessants la déchirent, il est impossible que le jeu régulier des organes s'exécute comme il le doit ; il est impossible que la santé demeure intacte, qu'il ne survienne pas quelque grave maladie... Si l'on compare l'état dans lequel on se trouve quand l'âme est satisfaite, quand elle est dans la joie ; quand rien ne la trouble, ne l'agite, ne la fait souffrir, à celui dans lequel elle est triste, préoccupée, découragée, en proie à quelque grande douleur, à quelque profond chagrin, à quelque affreux remords : d'un côté, on constate que toutes les fonctions de l'organisme s'opèrent de la manière la plus conforme à la santé, au bien-être, au bonheur; de l'autre, tout l'inverse a lieu. On mange à peine, les digestions se font mal; on a, comme on le dit, le cœur dans un étau, la respiration est pénible, incomplète, elle ne revifie plus le sang ; l'insomnie arrive, les souvenirs vous torturent, la fièvre s'allume, la maladie surgit qui vous tue rapidement, ou qui lentement vous épuise... Si pour un temps, bien constitué que l'on est, on échappe aux maux dont je parle, il arrive un moment où l'on y succombe. Il n'est pas possible de vaincre toujours, les conditions ne pouvant continuellement rester les mêmes...

Il y a dans la vie deux grandes puissances dont dépend la santé ou la maladie; dont dépend le malheur ou la félicité : je veux parler du bien et du mal; et chacun sent en soi une voix secrète, formidable, infaillible, qui, peu à peu se développe avec nous, grandit avec nous; une voix qui approuve ou qui condamne ; une voix qui ne trompe jamais : la voix de la conscience, la voix du devoir, qui n'est autre que la voix de Dieu....

SOIS MAÎTRE DE TOI, a dit le Sage; sois maître de toi, si tu veux être heureux, si tu veux conserver ta santé, ta dignité; si tu veux vivre longtemps... Retenez bien cette maxime, mes enfants, apprenez de bonne heure à la suivre; sachez constamment commander à vos désirs, n'omettez jamais de les réglementer; et, avant de vous livrer à quelque penchant, à quelque action dont vous n'apprécieriez point assez toute la portée, dont vous ne connaîtriez pas bien toutes les conséquences dans le présent et dans l'avenir, adressez-vous à cet ami sincère qui est en vous; demandez l'avis du juge qui trône en votre conscience, jamais il ne vous trompera... S'il vous dit : fais, marchez avec assurance; s'il vous dit : abstiens-toi, gardez-vous d'entrer dans la voie que vous alliez prendre : cette voie, ce serait le mal, le malheur, la maladie, et pire que tout cela peut-être... C'est pour avoir fait un premier pas dans le mauvais chemin que tant d'individus y sont tombés si bas, s'y sont abîmés corps et biens, y ont laissé santé, dignité, bonheur, tout... Pour Dieu, mes bons petits amis, ne marchez donc jamais au hasard; souvenez-vous sans cesse de ce que peut un premier pas...

Ainsi que je vous l'ai dit en commençant,

je vais terminer ces causeries par quelques considérations sur celles des passions que, déjà je vous-ai plus particulièrement citées...

L'envie.

Le catéchisme vous le dit, l'envie est un déplaisir du bien qui arrive aux autres ou une joie du mal qui frappe le prochain. Au moral, cette passion a pour effets ordinaires les médisances et les calomnies... A notre tour, jetons donc un rapide coup d'œil sur l'envieux. Celui-ci est habituellement triste, préoccupé, silencieux; il a la face pâle, le front soucieux, les sourcils contractés; sa respiration, sa circulation se font mal, tout son sang se concentre à l'intérieur de son corps; le poumon s'engorge, le cœur grossit, le foie devient malade; l'estomac, l'intestin le deviennent à leur tour; peu à peu les forces diminuent, l'amaigrissement arrive, la peau devient terreuse, jaune ou livide; la fièvre s'allume, qui, lentement, consume l'individu, après l'avoir fait passer par toutes les tortures de l'insomnie, de la mélancolie, de l'hypocondrie, et, fréquemment même, de la folie... On dit sécher d'envie. Ce mot renferme, vous le voyez, et les principaux phénomènes et la terminaison de cette horrible passion...

La gourmandise.

Je ne vous définirai pas ce mot, personne d'entre vous n'ignore ce que c'est qu'un gourmand. Manger, toujours manger, passer sa vie à table, tel est le plus grand bonheur du gourmand. Il fatigue son estomac, fait un sang trop riche et trop abondant qui, peu à peu, amène les plus graves perturbations : L'obésité, la goutte, la gravelle, une foule de maladies inflammatoires ou d'affections chroniques, parmi lesquelles le cancer dapylore, maladies qui le font mourir avant l'âge : tel est le sort ordinaire qui attend le gourmand... Je ne vous dis rien ici de l'intempérant, du buveur, je vous en ai parlé déjà, et vous vous rappelez tout ce que je pense de cet être si honteusement, si affreusement abruti ; de ce malheureux qui, en même temps qu'il se dégrade et se tue, frappe du même coup et les enfants qu'il doit procréer, et plusieurs des générations de sa descendance...

La colère.

Vous ne l'avez oubliée personne, n'est-ce pas, la scène de colère dont vous avez été témoins il y a quelques jours; eh bien, l'individu que vous avez vu si méchant, si rouge, l'œil en feu, les cheveux hérissés, la bouche écumeuse; cet homme qui était dans un état d'exaspération épouvantable, qui eût tout exterminé, il est aujourd'hui cloué dans son lit, malade, bien malade; on craint même beaucoup pour ses jours... Les inflammations du foie, des poumons, du cerveau, les maladies chroniques de ce dernier, l'épilepsie, l'apoplexie, la paralysie, la folie, la rupture du cœur ou de quelque gros vaisseau, sont les affections morbides qui résultent le plus ordinairement de la colère; et, si nous recherchons quels sont les effets de cette passion en ce qui touche la criminalité, nous voyons qu'un nombre effrayant d'individus ont été par elle conduits dans les prisons, dans les cachots, dans les bagnes et même sur l'échafaud!!...

La paresse.

La paresse est la mère de tous les vices; chaque jour on entend répéter cette affreuse vérité. Que de maladies n'engendre-t-elle donc pas en même temps?... L'homme est né pour le travail, et, tous, vous connaissez les immenses avantages qu'il en retire sous le rapport de la santé, du bien-être, de l'honorabilité. Par contre, la paresse engendre le désordre, la maladie, la misère, le déshonneur, le crime, etc.; elle amène la maigreur chez le pauvre, l'obésité chez le riche... Les maladies des organes de la respiration, de la circulation et de la digestion, l'hydropisie, l'apoplexie, voilà ce qui tue le paresseux... Lui viennent également l'intempérance, la débauche et le crime : il résulte de statistiques incontestables qu'en une période de dix années, sur un total de près de douze mille accusés, l'oisiveté en a poussé au crime environ le sixième! Ces chiffres sont d'une bien significative éloquence... Et puis, mes chers enfants, combien la paresse, avec ses trop fidèles compagnes, ne contribue-t-elle point à ce relâchement des liens de la famille, à ce refroidissement de l'amour filial si multiplié de nos jours?... Que Dieu vous garde d'augmenter jamais le nombre de ces indifférents, de ces ingrats, de ces mauvais fils, de tous ces hommes pervers qui, en place d'un cœur, ne sentent plus dans leur poitrine que le poids écrasant d'un caillou!! Tous ces malheureux resteront désormais des êtres déchus, des hommes sans dignité...

Que vous dirai-je de l'orgueil et de l'avarice? ces passions ne sont pas de votre âge, vous ne me comprendriez pas... Vous ne me comprendriez guère mieux si je vous parlais de la luxure... Je me borne donc à vous dire que ces trois passions ne sont pas moins dangereuses que celles dont nous venons de nous occuper; qu'elles sont, elles aussi, la source de bien graves maladies, qu'elles enfantent des désordres de tous les genres, et que, des milliers de fois, elles ont conduit à la dégradation, à la ruine, au vol, à l'assassinat!...

Vous le voyez, il est impossible, absolument impossible que dans des circonstances telles que celles que nous venons de passer en revue, l'âme soit satisfaite et que la santé ne soit pas dangereusement frappée... Maladies du corps, maladies de l'âme, malheur en toutes choses: voilà le partage ordinaire de ceux qui sont sourds au cri de leur conscience, qui méconnaissent la voix sacrée du devoir...

Herboristerie des pauvres.

Toutes les plantes que nous avons recueillies dans les jardins, les champs, les prés et les bois, on les a fait sécher avec le plus grand soin, on les a mises dans les paquets, munies d'une étiquette que vous voyez, et on les tient à la disposition de tous ceux pour lesquels le médecin en aura besoin... De mon côté, j'ai, pour vous, préparé cet herbier, non-seulement avec les plantes que nous avons ramassées ensemble, et dont, au fur et à mesure, je vous ai dit les noms et les propriétés, mais encore avec celles que j'avais recueillies avant que nous ne nous fussions réunis, et qui, comme vous le verrez plus tard, croissent également au milieu de nous, presque sous chacun de nos pas... Vous le constatez, une petite note accompagne chacun des échantillons que je vous ai destinés, et cette petite note comprend le nom et les principales propriétés de la plante à côté de laquelle elle se trouve placée...

Approchez, vous les plus grands, je suis persuadé à l'avance que vous allez parfaitement vous y reconnaître... Je vous laisse cet herbier, vous l'examinerez à votre loisir. Je vous engage à vous en composer chacun un pareil, et vous demande avec instance que, d'année en année, l'herboristerie des pauvres se renouvelle ici par vos soins. Vous aurez bien mérité de vos semblables et le bon Dieu vous bénira...

Nous voici, mes chers enfants, au terme de nos réunions et de nos causeries, vous allez rentrer dans vos familles, et de nouveau fréquenter votre école. Mon cœur vous y suivra, et, croyez-le bien, vos succès toujours me donneront du bonheur. Il ne me reste plus qu'un vœu à vous exprimer, c'est de vous voir ponctuellement, religieusement mettre en pratique tous les conseils que je vous ai donnés; c'est, je vous l'ai déjà dit, de voir les plus vieux d'entre vous répéter aux plus jeunes ce que leur âge ne leur permettait pas de comprendre ; c'est de vous voir tous adopter comme votre meilleur ami, prendre pour votre *vade mecum*, ce petit livre dans lequel tous nos entretiens vont vous être fidèlement reproduits. Consultez-le donc fréquemment, et, si la chose se peut, apprenez-le par cœur, vous ne pourrez que vous applaudir du temps que vous aurez consacré au nouveau genre d'étude auquel je vous convie et que nous avons si bien entamé... Soyez-en mille fois sûrs, en suivant à la lettre les précieux enseignements que vous allez retrouver en ces pages, vous resterez exempts de ces souffrances de tous les genres, de ces maladies physiques, morales et intellectuelles qui en ont tué ou perdu tant d'autres ; vous resterez bons, humains, bienfaisants ; vous jouirez de la considération des gens de bien et de l'estime de vous-mêmes ; vous serez sobres, justes, économes, prévoyants, amis de l'ordre, ennemis de tous les excès ; vous serez de bons frères, d'excellents pères de famille et de loyaux citoyens ; vous conserverez très longtemps toutes vos forces ; vieux, vous serez encore jeunes ; en un mot, vous aurez la santé, vous aurez le bien-être, vous aurez la longévité, vous aurez le bonheur.....

FIN

TABLE ABRÉGÉE DES MATIÈRES

FIN DE LA TABLE.

Mirecourt. -- Humbert, imprimeur-libraire-éditeur.

[illegible] HUMBERT, ÉDITEUR A MIRECOURT (VOSGES)

OUVRAGES POPULAIRES DU MÊME AUTEUR

Les Cent et une Soirées d'hiver, le Livre de chacun et de tous, ou les Causeries populaires sur l'hygiène, 1 vol. in-8°, broché, avec le portrait de l'auteur. Prix . . . . 2 fr.

Un mot sur les habitations insalubres, 1 vol. in-12, broché. Prix . . . . 50 c.

Un mot sur la vaccine et les revaccinations.

Le Mémento du père de famille et de l'éducateur de l'enfance, 1 vol. in-12, broché. Prix . . . . 50 c.

Le Livre des jeunes mères, ou les mille et un Conseils sur la manière d'élever les enfants, 1 vol. in-12, broché. Prix . . . . . . 2 fr.

Le Mémento du sapeur-pompier.

SOUS PRESSE

[illegible] et l'alimentation. Conseils aux mères et aux nourrices. — Causeries [illegible]

www.ingramcontent.com/pod-product-compliance
Ingram Content Group UK Ltd.
Pitfield, Milton Keynes, MK11 3LW, UK
UKHW021905260726
13966UKWH00006B/786

9 782011 914378